T0194489

essentials

essentials liefern aktuelles Wissen in konzentrierter Form. Die Essenz dessen, worauf es als „State-of-the-Art" in der gegenwärtigen Fachdiskussion oder in der Praxis ankommt. *essentials* informieren schnell, unkompliziert und verständlich

- als Einführung in ein aktuelles Thema aus Ihrem Fachgebiet
- als Einstieg in ein für Sie noch unbekanntes Themenfeld
- als Einblick, um zum Thema mitreden zu können

Die Bücher in elektronischer und gedruckter Form bringen das Fachwissen von Springerautorinnen kompakt zur Darstellung. Sie sind besonders für die Nutzung als eBook auf Tablet-PCs, eBook-Readern und Smartphones geeignet. *essentials* sind Wissensbausteine aus den Wirtschafts-, Sozial- und Geisteswissenschaften, aus Technik und Naturwissenschaften sowie aus Medizin, Psychologie und Gesundheitsberufen. Von renommierten Autorinnen aller Springer-Verlagsmarken.

Patric U. B. Vogel · Dierk E. Rebeski

Die großen Tierseuchen

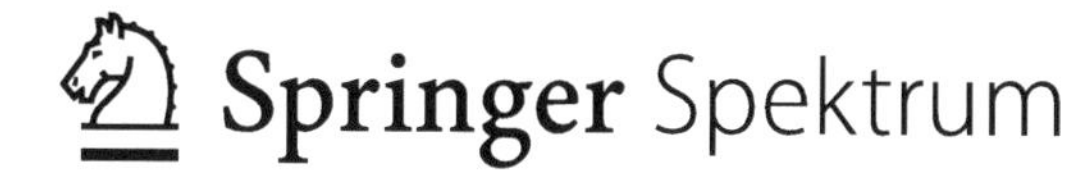

Patric U. B. Vogel
Cuxhaven, Deutschland

Dierk E. Rebeski
Cuxhaven, Deutschland

ISSN 2197-6708 ISSN 2197-6716 (electronic)
essentials
ISBN 978-3-662-67310-2 ISBN 978-3-662-67311-9 (eBook)
https://doi.org/10.1007/978-3-662-67311-9

Die Deutsche Nationalbibliothek verzeichnet diese Publikation in der Deutschen Nationalbibliografie; detaillierte bibliografische Daten sind im Internet über http://dnb.d-nb.de abrufbar.

Planung/Lektorat: Stefanie Wolf
Springer Spektrum ist ein Imprint der eingetragenen Gesellschaft Springer-Verlag GmbH, DE und ist ein Teil von Springer Nature.
Die Anschrift der Gesellschaft ist: Heidelberger Platz 3, 14197 Berlin, Germany

Was Sie in diesem *essential* finden können

- Eine Einführung in virale Tierseuchen von Nutztieren
- Eine Übersicht des Aufbaus und der Vermehrung tierseuchenrelevanter Viren
- Eine Darstellung der Übertragungswege und des Krankheitsverlaufs
- Eine Übersicht zu tiergesundheitlichen, sozialen und wirtschaftlichen Auswirkungen endemisch, epidemisch und pandemisch auftretender Tierseuchen
- Maßnahmen zum präventiven Einsatz von Impfstoffen und zu aktuellen Herausforderungen der Tierseuchenbekämpfung

Inhaltsverzeichnis

1 Einleitung: Historie und Gegenwart von viralen Tierseuchen

Mit der Entstehung von höheren Lebenswesen haben sich auch Infektionserreger manifestiert. Wie in der Humanmedizin findet man in der Tiermedizin infektiöse Viren, Bakterien, Pilze und Parasiten, die regional begrenzt und zeitlich andauernd **(endemisch),** regional für einen bestimmten Zeitraum **(epidemisch)** oder sogar über Ländergrenzen und Kontinente hinweg zeitlich begrenzt **(pandemisch)** auftreten können. Der klinische Verlauf infektiöser Tierkrankheiten ist abhängig von der qualitativen Eigenschaft des Erregers, d. h. seiner Fähigkeit, krankhafte Veränderungen im Wirtstier zu erzeugen **(Pathogenität)** und seiner quantitativen Eigenschaft, d. h. seiner Fähigkeit, eine Krankheit auszulösen **(Virulenz).** Somit bestimmt die Erregervirulenz das Ausmaß der Schädigung (Pathogenität). Eine Infektion bedroht die Gesundheit des Einzeltiers und des Gesamttierbestands. Zusätzlich gefährdet eine Erregerübertragung von dem Tier auf den Menschen (**Zoonose**) die menschliche Gesundheit. Jährlich erkranken über 2 Mrd. Menschen an Zoonosen mit geschätzt über 2 Mio. Todesfällen (BfT 2021). Außerdem birgt das Inverkehrbringen von verseuchten tierischen Produkten ein großes Gefährdungspotenzial für den Verbraucherschutz. In der Folge können Infektionserkrankungen je nach Region gravierende sozio-ökonomische Konsequenzen verursachen, da den Tierhaltern durch den Tierverlust die wirtschaftliche Existenzgrundlage verloren geht. Des Weiteren wird die ausreichende Versorgung der Weltbevölkerung durch Einschränkungen des regionalen und überregionalen Handels mit Protein (z. B. Fleisch, Milch, Eier) und anderen Produkten tierischen Ursprungs (z. B. Leder, Dung, Federn) gefährdet.

Aufgrund der großen Bedeutung der landwirtschaftlichen Nutztierhaltung für die Ernährung und Existenzsicherung der Bevölkerung wurden bereits im 19. Jahrhundert per Gesetz effiziente Maßnahmen zur Verhinderung und Gefährdung der von Tierseuchen bedrohten Viehbeständen verordnet. So geht das

P. U. B. Vogel und D. E. Rebeski, *Die großen Tierseuchen*, essentials,
https://doi.org/10.1007/978-3-662-67311-9_1

Tierseuchengesetz in Deutschland auf das „Gesetz, betreffend die Abwehr und Unterdrückung von Viehseuchen" vom 23. Juni 1880 (RGBl. S. 153) zurück. Am 1. Mai 2014 trat das Gesetz zur Vorbeugung vor und Bekämpfung von Tierseuchen **(Tiergesundheitsgesetz)** als Neufassung des Tierseuchengesetzes in Kraft. Das deutsche Tiergesundheitsgesetz § 2 definiert eine Tierseuche als „Infektion oder Krankheit, die von einem Tierseuchenerreger unmittelbar oder mittelbar verursacht wird, bei Tieren auftritt und auf Tiere oder Menschen (Zoonose) übertragen werden kann".

Mit der Gründung der Organisation **Office International des Epizooties (OIE)** (Internationales Tierseuchenamt) in Paris begann die koordinierte internationale Tierseuchenbekämpfung. Am 25. Januar 1924 unterzeichneten 28 Länder das entsprechende Abkommen, nachdem im Jahr 1920 Rinderpest in Belgien diagnostiziert worden war. Ursächlich wurde der Ausbruch auf einen Transport mit Rinderpestvirus infizierter Zebus von Indien nach Brasilien über Antwerpen zurückgeführt. Im Jahr 2003 wurde die OIE in **Weltorganisation für Tiergesundheit (WOAH)** umbenannt, die die Bezeichnung OIE noch bis Mai 2022 fortführte. Die WOAH verfolgt wie zuvor die OIE in enger Zusammenarbeit mit aktuell über 180 Mitgliedsstaaten das Vorkommen von derzeit 205 übertragbaren Tierkrankheiten. Die offizielle Anerkennung des Tiergesundheitsstatus im Land ist von großer Bedeutung für den internationalen Handel mit Tieren und Tierprodukten und stellt eines der wichtigsten rechtlichen Bindeglieder zwischen der **WOAH** und der **Welthandelsorganisation (WTO)** dar.

Während heute eine grundsätzliche Meldepflicht für 117 von 205 Tierseuchen an die **WOAH** besteht, wurden ursprünglich lediglich 15 als hochinfektiöse und sich rasend schnell verbreitende **Tierseuchen** in einer Liste A zusammengefasst und an die OIE gemeldet (Diseases notifiable to the OIE List A). Inzwischen wird die Klassifizierung von Tierseuchen gemäß Liste-A und Liste-B (weitere übertragbare Krankheiten mit Meldepflicht gegenüber OIE) nicht mehr als zielführend erachtet, da sie dazu führen kann, Maßnahmen der u. a. Kontrolle, Forschung, Diagnostik und Bekämpfung falsch zu priorisieren. Diesbezüglich ist bemerkenswert, dass 14 von 15 der in der Liste A aufgeführten Tierseuchen durch Viren verursacht werden. In diesem Essential werden beispielgebend 12 dieser Tierseuchen der ehemaligen Liste A vorgestellt (s. Tab. 1.1). In diesem Kontext werden zusätzlich besondere Aspekte weiterer Krankheiten besprochen.

Die in der Tab. 1.1 aufgeführten Viren gehören zu verschiedenen taxonomischen Gruppen, die sich in der Zugehörigkeit zu Virusfamilien und -gattungen deutlich unterscheiden. Sie weisen teils unterschiedliche Eigenschaften bezüglich ihres Aufbaus, ihren Oberflächenproteinen, ihrer Zellspezifität oder der Art und Geschwindigkeit der Vermehrung auf. All diese Gruppen haben sich im Laufe

Tab. 1.1 Übersicht über die in diesem Essential vorgestellten Krankheiten sowie Angabe der Virusgruppe und der betroffenen Spezies

Lfd. Nummerierung	Krankheit	Ehemals OIE Liste A	Virusfamilie (teils Gattung)	Spezies
1	Rinderpest	Ja	*Paramyxoviridae* (Morbilliviren)	Rind
2	Lumpy Skin Krankheit	Ja	*Poxviridae* (Capripoxviren)	Rind, Schaf, Ziege
3	Maul- und Klauenseuche	Ja	*Picornaviridae*	Rind, Schaf, Ziege, Schwein, Mensch
4	Pockenerkrankung der Schafe und Ziegen	Ja	*Poxviridae* (Capripoxvirus)	Schaf, Ziege
5	Pest der kleinen Wiederkäuer	Ja	*Paramyxoviridae* (Morbillivirus)	Schaf, Ziege
6	Newcastle-Krankheit	Ja	*Paramyxoviridae*	Geflügel, Mensch
7	Infektiöse Bronchitis	Nein	*Coronaviridae*	Geflügel
8	Aviäre Influenza	Ja	*Orthomyxoviridae* (Influenza)	Geflügel (teils Übersprung auf andere Nutztiere), Mensch
9	Klassische Schweinepest	Ja	*Flaviviridae*	Schwein
10	Aujeszkysche Krankheit	Nein	*Herpesviridae*	Schwein, Mensch
11	Afrikanische Schweinepest	Ja	*Asfariviridae*	Schwein
12	SADS	Nein	*Coronaviridae*	Schwein
13	Afrikanische Pferdepest	Ja	*Reoviridae* (Orbivirus)	Pferd, Ziege

(Fortsetzung)

Tab. 1.1 (Fortsetzung)

Lfd. Nummerierung	Krankheit	Ehemals OIE Liste A	Virusfamilie (teils Gattung)	Spezies
14	Vesikuläre Stomatitis	Ja	*Rhadoviridae*	Pferd, Rind, Schwein, Mensch
15	Seltene zoonotische Enzephalitis-Erreger	Nein	Verschiedene Gruppen	Pferd, Mensch

der Evolution an ihre Wirte angepasst. Einige weisen eine hohe Wirtspezifität auf (z. B. die **Afrikanische Schweinepest** der Haus- und Wildschweine oder die **Pockenerkrankung** der Schafe und Ziegen), andere können mehr als eine Nutz- und Wildtierart (z. B. **Maul- und Klauenseuche**) oder sogar den Menschen (z. B. **Newcastle-Krankheit**) infizieren (Tab. 1.1).

Die Verbreitung dieser **viralen Erreger** erfolgt nach Ausscheidungsart und Tierart über verschiedene **Übertragungsmechanismen**. Bei respiratorischen Erkrankungen erfolgt die Übertragung häufig über Tröpfcheninfektion, das Einatmen von Schwebepartikeln oder die Aufnahme über kontaminierte Flächen. Andere Viren werden vermehrt über den Kot oder Urin ausgeschieden und von anderen Tieren fäkal-oral aufgenommen. Viren werden auch häufig durch blutsaugende Mücken als **Vektoren** übertragen (Vogel und Schaub 2021b).

Die **Nutztiere** besitzen genauso wie der Mensch ein **Immunsystem,** um Krankheitserreger abzuwehren. Sie verfügen sowohl über unspezifische Mechanismen der angeborenen Immunität als auch über spezifische Abwehrmechanismen des adaptiven Immunsystems (Müller et al. 2008). Sehr virulente Infektionserreger vermehren sich so schnell, dass das **adaptive Immunsystem** des Wirtstiers nicht ausreicht, um den Erreger rechtzeitig zu eliminieren und eine organische Schädigung zu verhindern. Um Herden ausreichend gegen Infektionskrankheiten zu schützen, werden in vielen Regionen flächendeckend **Impfstoffe** eingesetzt. Es gibt zwei bevorzugte Herstellungstechnologien, die bei Nutztieren eingesetzt werden. **Attenuierte Viruslebendimpfstoffe** basieren auf einer Abschwächung der krankheitsauslösenden Feldviren. Dies kann z. B. durch lange Vermehrung auf anderen biologischen Substraten (z. B. SPF-Hühnereiern, Zellkulturen) oder durch gentechnische Methoden erfolgen. **Inaktivierte Virusimpfstoffe** enthalten durch chemische Reagenzien inaktiviertes Virus, das sich also nach Verabreichung nicht mehr vermehren kann (Vogel 2021). Für die Herstellung von Tierimpfstoffen und Humanimpfstoffen gelten die strikt zu befolgenden Grundsätze der Guten Herstellungspraxis **(GMP)** (Vogel 2020a).

Es gibt für jede der hier vorgestellten Infektionskrankheiten veterinärbehördlich zugelassene **Impfstoffe,** die überregional oder zumindest regional verabreicht werden dürfen. Andererseits gibt es Situationen, in denen man von einer Impfung absieht, weil das Feldvirus trotz Impfung weiterhin im Bestand zirkuliert. So ist es besser keine Impfungen durchzuführen, um den Eintrag von Viren in die Herde anhand erkrankter sogenannter Zeiger-Tiere (**sentinals**) sofort erkennen zu können. Als Alternative werden sowohl Lebend- als auch Inaktivat-**Marker-Impfstoffe** eingesetzt, die eine Differenzierung von geimpften und infizierten Tieren **(DIVA)** ermöglichen. Leider sind diese bisher nur für wenige Infektionskrankheiten verfügbar.

Je kleiner und weniger komplex eine biologische Struktur oder ein biologischer Prozess ist, desto schneller können Veränderungen und Anpassungen an die jeweilige **Mikroumgebung** stattfinden. Diese Anpassung erfolgt bei Viren über verschiedene genetische Mechanismen. Hierzu zählen einfache **Mutationen** des Virusgenoms, die **Rekombination** und das **Reassortment.** Bei der Rekombination wird ein Teil der Gensequenz mit einem anderen Virus ausgetauscht, das sich zufällig in der gleichen Zelle vermehrt. Hierdurch können Viren mit völlig neuen Eigenschaften entstehen. Eine besondere Form der Rekombination ist das sogenannte Reassortment. Dies kommt bei genetisch verwandten Viren wie Influenzaviren vor, deren Erbinformation in mehr als einem RNA-Strang kodiert ist. Dadurch können aufgrund von Fehlern neue RNA-Stränge anderer Viren in das Viruspartikel gelangen. Dies ist z. B. ein typischer Mechanismus, wie neue hochpathogene Influenza-Viren entstehen (Bouvier und Palese 2008; Abschn. 4.4).

In Ländern, die frei von einem bestimmten Erreger sind, wird das Risiko des Eintrags durch strikte **Importverbote** von Tieren oder tierischen Produkten aus Regionen, in denen die Erkrankung endemisch ist oder zumindest temporär vorkommt, vermindert. Es bedarf konsequent, zeit- und kostenintensive **Tierseuchenbekämpfungsmaßnahmen,** um nach Ausbrüchen wieder den Status „frei" zu erhalten. Häufig werden die Tiere des Bestandes gekeult, Sperr- und Beobachtungszonen errichtet, der Tiertransport unterbunden oder sehr eingeschränkt und die Abwesenheit des Erregers in umliegenden gefährdeten Tierbeständen mittels Labortests verfolgt. Die Möglichkeit, ein Feldvirus zeitnah erfolgreich auszumerzen, hängt auch davon ab, ob das Virus auf den Tierbestand beschränkt bleibt oder bereits in **Wildtieren** zirkuliert. Wir werden in diesem Essential einige Beispiele für Ausbrüche und **Epidemien** kennenlernen, bei denen Millionen von Tieren gekeult wurden, um die Infektionskrankheit so schnell wie möglich „auszutreten" **(stamping out).**

Der Trend einer wachsenden landwirtschaftlichen Nutztierhaltung zeigt sich bei allen Nutztiergruppen, von Rindern (Cavirani 2008) bis hin zu Schweinen, Geflügel, Ziegen und Schafen (Statistisches Bundesamt 2022). Das starke **Bevölkerungswachstum** geht einher mit einem stark gestiegenen Bedarf an tierischem Protein für die Nahrungsmittelversorgung von Milliarden von Menschen. Es gab während des 20. Jahrhunderts Hungerkatastrophen, u. a. in der Sowjetunion zu Beginn der 1920er Jahre mit 9 Mio. Toten, in China in den 1960er Jahren mit geschätzt 30 Mio. Toten oder in Kambodscha im Jahr 1979 mit 1,5 Mio. Toten (Statista 2022). Nicht alle Hungersnöte wurden durch Epidemien verursacht, teils gab es auch politische Hintergründe oder Kriege als Ursache. Über die Zeit ist die Anzahl der Todesopfer bei Hungersnöten drastisch gesunken. Das liegt u. a. an dem Ausbau einer effizienten intensiven **Nutztierhaltung,** dem Schutz der Tierbestände durch Impfungen und weiteren Präventivmaßnahmen, aber auch einer stärkeren globalen Vernetzung, internationaler humanitärer Hilfe sowie Hilfsorganisationen etc. Der Trend des erhöhten Bedarfs an tierischer Nahrung wird weitergehen und damit auch die Bedeutung von **viralen Infektionskrankheiten.** Die weltweite Nutztierhaltung trägt auch erheblich zur Treibhausgasemission und damit zum **Klimawandel** bei, der wiederum zur Ausbreitung von Viren aus tropischen und subtropischen Gebieten in nördliche Regionen beiträgt (Statistisches Bundesamt 2022).

Seuchen der Rinder

2

2.1 Übersicht

Die kommerzielle **Rinderhaltung** mit dem Ziel der Milch- und Fleischgewinnung ist eine wichtige Säule der Nahrungsversorgung der Menschen. Zahlenmäßig bilden Rinder mit 1,5 Mrd. Tieren nach den Hühnern (siehe Abschn. 4.1) die zweithäufigste Nutztiergruppe auf der Welt. In den ersten 20 Jahren dieses Jahrhunderts trat ein Wachstum von ca. 15 % auf (Statistisches Bundesamt 2022). Das Wachstum der Rinderhaltung korreliert mit dem gestiegenen Bedarf an tierischem Protein. Rinder wurden vor etwa 10.000 Jahren domestiziert. Die größten Rinderbestände finden sich in Brasilien, Indien, den USA und China (ArcGis.com 2022). Virale Rinderseuchen verbreiten sich durch den Transport von Tieren, die Aufnahme kontaminierter Nahrung, die Übertragung durch Insekten oder den illegalen Tierhandel. Im Folgenden werden die **Rinderpest,** die **Lumpy Skin Krankheit** und die **Maul- und Klauenseuche** der ehemaligen Liste A der **OIE (WOAH)** besprochen.

2.2 Rinderpest

Über Jahrhunderte war die **Rinderpest** eine hochkontagiöse Infektionskrankheit, die insbesondere für Rinder und Büffel (und im geringeren Umfang auch andere Paarhufer) letal verlief. Sie wird allgemein als die verheerendste **Tierseuche** in der Geschichte angesehen. Die Rinderpest wird durch ein Morbillivirus aus der Familie der ***Paramyxoviridae*** verursacht. Der Ursprung der **Seuche** liegt in Asien in der Zeit, in der vor 10.000 Jahren das Hausrind domestiziert wurde (Tounkara et al. 2017). Sie wurde aus Asien immer wieder durch die Bewegung von Armeen,

P. U. B. Vogel und D. E. Rebeski, *Die großen Tierseuchen*, essentials,
https://doi.org/10.1007/978-3-662-67311-9_2

bei der Rinder als Tragtiere und Nahrung dienten, nach Europa bis nach Afrika eingeschleppt, u. a. auch durch die Mongolen (Roeder et al. 2013). Sie verursachte in Beständen, die noch nie mit dem Virus in Kontakt gekommen waren, eine **Sterblichkeitsrate** von 30–90 %. Diese Tierseuche war weltweit präsent und hat über die Jahrhunderte massive Auswirkungen auf die Tierhaltung, aber auch daraus resultierend auf die Nahrungsversorgung der Menschheit gehabt (Vallat 2012).

Bereits im antiken Ägypten wurde die „**Viehpest**" als eine der 10 Plagen Ägyptens beschrieben, womit verschiedene Krankheiten bei Tieren zusammengefasst wurden, aber auch Ähnlichkeiten zur Rinderpest bestanden (Abb. 2.1). Es gibt die Meinung, dass die Auswirkungen der Rinderpest die Menschen schlimmer getroffen hat als die **Pocken (smallpox),** die zu seiner Zeit große Teile Europas in Angst und Schrecken versetzte. So starben Mitte des 18. Jahrhunderts in Europa etwa 200 Mio. Rinder an der Seuche. Die massiven Auswirkungen der Rinderpest veranlassten die Gründung der weltweit ersten Veterinärschule in Lyon in Frankreich 1761. Auch die **Weltorganisation für Tiergesundheit (WOAH,** vorher OIE) und die **Welternährungsorganisation (Food and Agriculture Organization, FAO)** mit Sitz in Rom wurden als Reaktion auf die Rinderpest gegründet (Tounkara et al. 2017).

Zur Kontrolle dieser Erkrankung wurde auch das Verbringen von gehandelten Tieren in **Quarantäne** eingeführt, um deren Gesundheitszustand zu kontrollieren. Diese Isolierungsmaßnahme von klinisch auffälligen Tieren und von solchen mit unbekanntem Infektionsstatus wurde auch bei der Bekämpfung der humanen **Pest-Seuche** eingesetzt, die neben den Pocken zu den bedeutsamsten Seuchen der Menschheitsgeschichte gehört (Vogel und Schaub 2021a). Anfangs wurde das Eindämmen der Rinderpest durch die sofortige Schlachtung aller infizierten und exponierten Rinder kontrolliert **(stamping out).** Mit der Verfügbarkeit von Impfstoff gegen die **Rinderpest** in Kombination mit immunologischen und molekularen Diagnostikmethoden standen weitere „Waffen" zur Bekämpfung der Rinderpest zur Verfügung. Die erforderlichen umfangreichen Maßnahmen zur Ausrottung der Rinderpest wurden in dem von der **FAO** im Jahr 1994 eingeführten Global Rinderpest Eradication Programme (GREP) zusammen mit der **Internationalen Atomenergiebehörde (IAEA)** in Wien und der **OIE (WOAH)** durchgeführt. Es dauerte etwa 250 Jahre nach Gründung der oben bereits erwähnten weltweit ersten Veterinärschule in Lyon in Frankreich bis die verheerende Tierseuche Rinderpest offiziell von der OIE (WOAH) am 25. Mai 2011 als ausgestorben erklärt wurde. Berücksichtigt man den sozio-ökonomischen Nutzen der Ausrottung der Rinderpest, so wird der jährliche wirtschaftliche Nutzen allein für den afrikanischen Kontinent mit etwa 920 Mio. US$ beziffert (Verlini 2011).

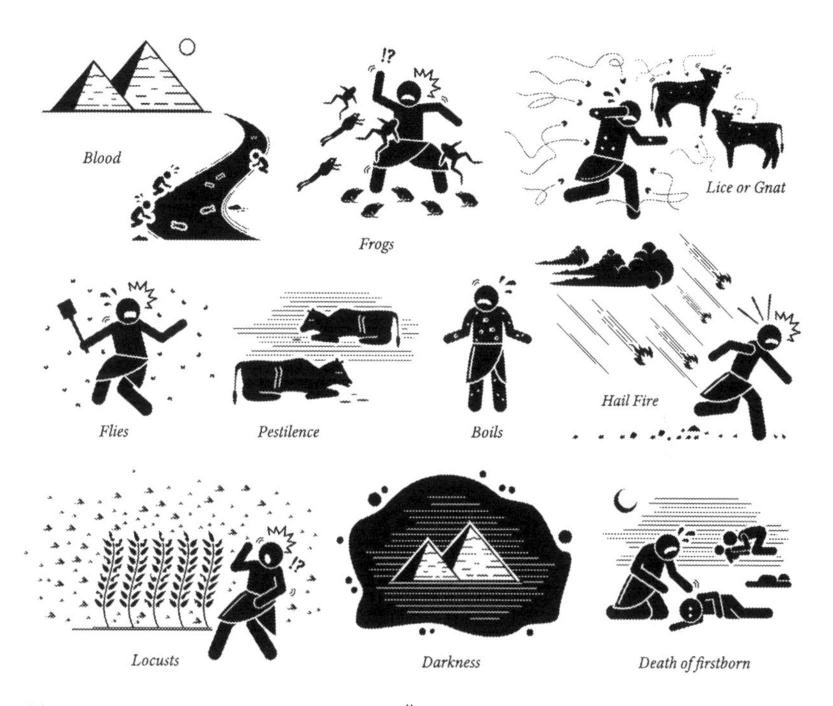

Abb. 2.1 Darstellung der 10 Plagen von Ägypten. (Bildquelle: Adobe Stock, Dateinr. 395990382, modifiziert)

Im Hinblick auf die mögliche Ausrottung weiterer Krankheiten ergibt sich ein interessanter Zusammenhang der **Rinderpest** mit der menschlichen Infektionskrankheit **Masern.** Diese Erkrankung wird ebenfalls durch ein Morbillivirus verursacht, geht mit Fieber, Husten und Hautausschlag einher und hat in früheren Jahrhunderten vermutlich pro Jahr Millionen Menschen das Leben gekostet (Vogel und Schaub 2021a). Das Masern-Virus ist molekularbiologischen Analysen zufolge etwa im 6. Jahrhundert n. Chr. aus dem Rinderpest-Virus durch Mutation und Sprung auf den Menschen entstanden, zu einer Zeit, die durch die Entstehung großer menschlicher Städte gekennzeichnet war (Düx et al. 2020). Aufgrund ähnlicher biologischer Eigenschaften, z. B. das Fehlen eines natürlichen **Wildtier-Reservoirs,** besteht die Chance, die Masern ähnlich wie die Rinderpest auszurotten (Moss und Strebel 2011).

2.3 Lumpy Skin Krankheit

Die **Lumpy Skin Krankheit** ist eine anzeigepflichtige Infektionskrankheit der Rinder und kleinen Wiederkäuer und wurde erstmals im Jahr 1929 in Sambia beschrieben (Liang et al. 2022). Der Name beschreibt die deutlich sichtbaren, über den ganzen Körper in unterschiedlicher Dichte verteilten knötchenförmigen, klumpigen (**lumpy**) und schmerzlosen Hautveränderungen, (Abb. 2.2). Diese können sich zurückbilden und mitunter jahrelang bestehen bleiben („fast sit"). Typisch für die Hautveränderungen sind die zentral lokalisierten Nekrosen, die als Pfropf abgestoßen werden. Es verbleibt ein Geschwür, das ausheilt. Neben den Hautknoten werden Fieber und deutlich vergrößerte Lymphknoten beobachtet. Die Tiere zeigen eine geringgradige **Sterblichkeitsrate.** Die wirtschaftlichen Schäden umfassen insbesondere die deutlich reduzierte Milchmenge, durch Abmagerung bedingten Fleischverlust und bleibende Hautschäden bei der Lederverarbeitung (LAVES 2021).

Das Genus Capripoxvirus gehört zu der Familie der ***Poxviridae.*** Pockenviren gehören mit einer Größe von 230–260 nm zu den größten Viren, die z. B.

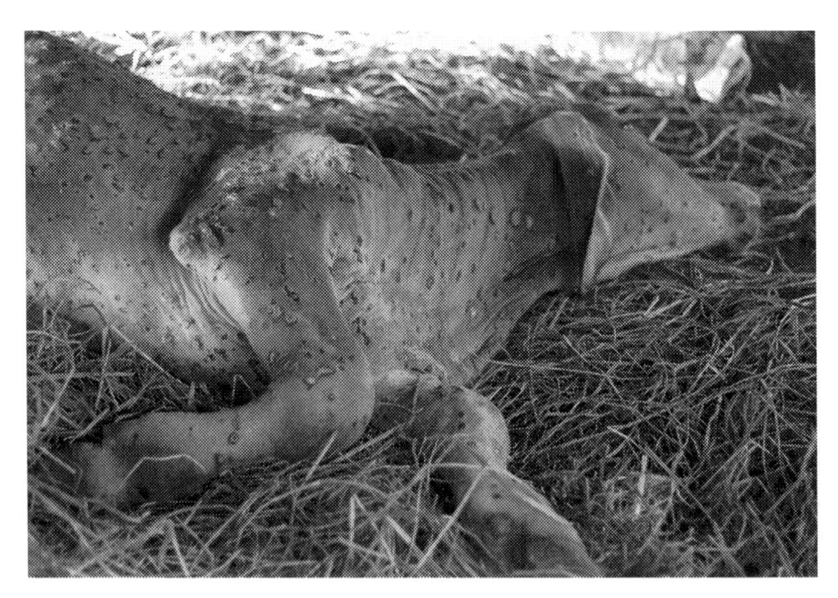

Abb. 2.2 Lumpy Skin Krankheit bei Rindern. (Bildquelle: Adobe Stock, Dateinr.: 44315705)

auch in Sterilfiltern mit einer Porengröße von 0,2 μm hängen bleiben, mit denen man sonst bakterielle Verunreinigungen aus Lösungen entfernen möchte. Das Virus enthält eine äußere Hülle und weitere komplexe Schichten (siehe Aufbau eines Pocken-Viruspartikels in Abschn. 3.2). Diese Viren enthalten **doppelsträngige DNA** als Erbinformation, die mit ca. 150 kb ebenfalls für Viren sehr groß ist. Diese Viren verursachen auch die in Abschn. 3.2 beschriebene **Pockenerkrankung** der Schafe und Ziegen (Namazi und Khodakaram Tafti 2021).

Die vorrangige **Übertragung** des Capripoxvirus erfolgt durch **Vektoren** wie z. B. blutsaugende Fliegen. So nimmt die Seuchenprävalenz in der Regenzeit zu. Im Unterschied zu anderen durch Insekten übertragenen Infektionskrankheiten (z. B. **Blauzungenkrankheit, Afrikanische Pferdepest**), vermehrt sich das Virus nicht im Vektor sondern wird mechanisch übertragen (LAVES 2021). Entsprechend verbleiben die Viren beim Saugakt der Fliege an der Oberfläche des Saugrüssels und werden beim nächsten Saugen an einer Wunde auf andere Tiere übertragen. Weiterhin kann die Infektion auch durch natürliche Aufnahme von Virus aus den Hautknoten über Blut oder Sekrete verursacht werden (Namazi und Khodakaram Tafti 2021). Dieser Infektionsweg ist allerdings nicht maßgeblich für die Entstehung und Ausbreitung der Seuche relevant.

Das Verbreitungsgebiet ist überwiegend Afrika (LAVES 2021). Seit der Erstbeschreibung hat sich die **Lumpy Skin Krankheit** langsam Richtung Norden ausgedehnt. Nachdem die Krankheit im Jahr 1989 erstmalig außerhalb Afrikas auftrat, hat sie sich seit 2013 in Teilen Russlands und Asiens ausgebreitet (Liang et al. 2022). Es stehen eine Reihe wirksamer **Impfstoffe** zur Verfügung, mit denen **Rinderherden** vor der Erkrankung geschützt werden können (Tuppurainen et al. 2021). Die derzeitig beobachtete schnelle Ausbreitung auf neue Territorien wird aber u. a. durch die zunehmende Armut gefördert, vor allem in ländlichen Gebieten in einigen Regionen, in denen sich die Halter keine Impfstoffe leisten können (Namazi und Khodakaram Tafti 2021).

2.4 Maul- und Klauenseuche

Die **Maul- und Klauenseuche** ist eine hochansteckende weltweit verbreitete und aufgrund von rigorosen Handelsbeschränkungen erhebliche volkwirtschaftliche Schäden verursachende **Tierseuche**. Deshalb obliegt sie tierseuchenrechtlich der Anzeigepflicht. Die Maul- und Klauenseuche kommt, wie im Namen bereits angedeutet, bei **Klauentieren** vor. Hierzu zählen u. a. Rinder, Schafe, Ziegen und Schweine (Jamal und Belsham 2013). Eine Virusübertragung auf den Menschen ist ebenfalls möglich (**Zoonose**). Bereits 1514 verfasste der italienische Arzt, Dichter und Gelehrte Hieronymus Fracastorius die ersten präzisen Aufzeichnungen über eine Rinderkrankheit, die der Maul- und Klauenseuche gleicht. Ähnlich wie die **Rinderpest,** forcierten zahlreiche Ausbrüche der Maul- und Klauenseuche und deren massive wirtschaftliche Konsequenzen zu Beginn des 20. Jahrhunderts die Gründung diverser Institutionen, um sich mit der Erforschung und Prävention von Tierseuchen intensiv zu befassen. **Friedrich Loeffler** beschrieb im Jahre 1898 zusammen mit Paul Frosch den Erreger der Maul- und Klauenseuche (MKS) als filtrierbares, vermehrungsfähiges Agens. Friedrich Loeffler gründete im Jahr 1910 das Institut zur Erforschung der Maul- und Klauenseuche auf der Insel Riems. Über die Jahrzehnte hat sich daraus das **Friedrich-Loeffler-Institut,** Bundesforschungsinstitut für Tiergesundheit (FLI) als eine selbstständige Bundesoberbehörde im Geschäftsbereich des Bundesministeriums für Ernährung und Landwirtschaft (BMEL) entwickelt.

Das **Maul- und Klauenseuchen-Virus** der Gattung Aphtovirus gehört zur Familie der ***Picornaviridae.*** Diese Viren besitzen keine äußere Membranhülle, sondern ein dicht gepacktes sog. Kapsid aus Virusproteinen (Abb. 2.3) und sind mit 25–30 nm Größe für Viren sehr klein. Picornaviren enthalten eine einzelsträngige RNA als Erbinformation. Diese RNA von nur 8,4 kb kodiert für die 4 Strukturproteine auf der Oberfläche (Abb. 3.3). Diese vermitteln die Virus-Bindung an Rezeptoren der Wirtszelle und lösen auch die Fusion mit der Zelloberfläche aus (Li et al. 2021).

Es werden 7 **Serotypen** des Virus unterschieden, die sich in den Proteinen so unterscheiden, dass sie mithilfe von Antikörpern im Labor identifiziert werden können. Einige dieser Serotypen kommen vorwiegend in bestimmten geografischen Regionen vor. Die Besonderheit ist, dass es zwischen den Serotypen keinen **Kreutzschutz** gibt, d. h., dass eine Infektion mit einem Serotypen keine Immunität gegenüber den anderen Serotypen erzeugt. Dieser Effekt wurde erstmalig bei der Vermischung von Tieren aus Frankreich und Deutschland (O-Serotyp für Oise und A-Serotyp für Allemagne) gemacht, die jeweils eine Infektion mit dem jeweiligen Serotyp überstanden hatten, aber nach Vermischung wieder krank wurden (Jamal und Belsham 2013).

Die Infektion erfolgt direkt oder indirekt über orale Aufnahme des Virus. Bei der indirekten Übertragung wird das hochresistente Virus über Kleidung, Schuhe, Futter oder Fahrzeuge eingebracht (LAVES 2020a). Die verschiedenen **Serotypen** vermehren sich in Rindern zunächst in Epithelzellen des Rachens, danach bei einigen in Lungenzellen. Bereits nach 1–2 Tagen erfolgt eine Ausbreitung des Virus mit dem Blut (Li et al. 2021). Das Virus zeigt je nach Serotyp und Isolat eine variierende Virulenz. Nach einer Inkubationszeit von 2–14 Tagen treten

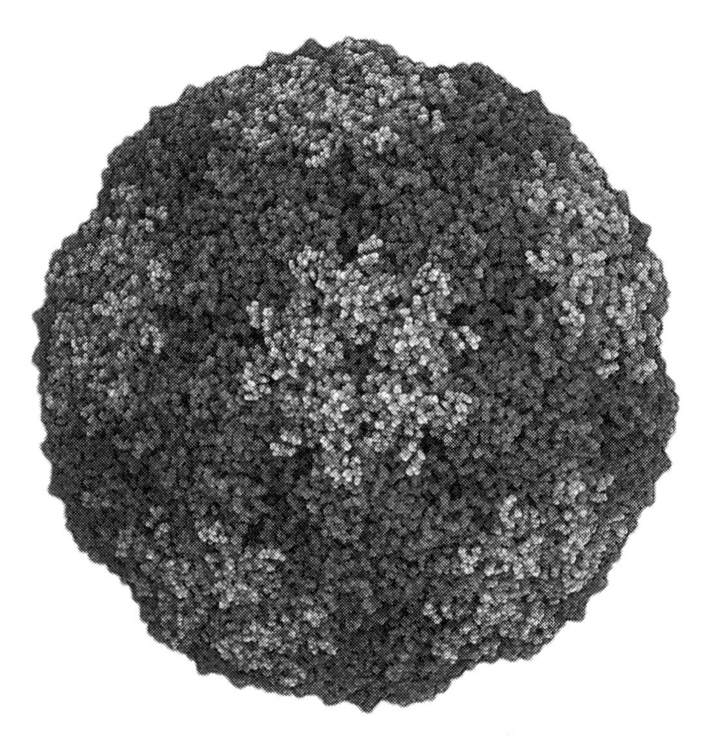

Abb. 2.3 Atomare Struktur des Maul- und Klauenseuchen-Viruspartikels. (Bildquelle: Adobe Stock, Dateinr.: 66723737)

Fieber und die **namensgebenden** mit Flüssigkeit gefüllte **Bläschen** (sog. Aphten) am Maul, der Maulschleimhaut, der Zunge und den Klauen auf (Grubman und Baxt 2004). Aufgrund der starken Schmerzen vermeiden die Tiere, zu fressen und sich zu bewegen. Die Krankheit breitet sich schnell im Bestand aus und betrifft gewöhnlich alle Tiere, mit einer **Sterblichkeitsrate** von 2–5 % (LAVES 2020a). Tiere scheiden nach überstandener Infektion das Virus noch für Wochen aus und können im Extremfall das Virus für bis zu 3 Jahre übertragen (Jamal und Belsham 2013).

Viele wohlhabende Industriestaaten haben die Maul- und Klauenseuche durch konsequente **Bekämpfungsmaßnahmen** vertrieben. In Europa gab es bereits in den 1930er Jahren die ersten **Impfstoffe,** allerdings nur im kleinen Maßstab ohne skalierbare Produktion. In den folgenden Jahrzehnten wurde die

Impfstoffproduktion verbessert, bis hin zur Verwendung von Zellkulturen für die Virusvermehrung. Nachdem das Virus 1989 aus Westeuropa gebannt war, wurde die Impfungen einige Jahre später eingestellt, um erneute Einträge von virulenten Stämmen erkennen zu können (Grubman und Baxt 2004). Im Jahr 1992 wurde in der EU die **MKS-Schutzimpfung** eingestellt und die Mitgliedsländer frei von MKS erklärt. In der Folge konnten gelegentlich **Ausbrüche** durch unvollständig inaktivierte Impfstoffchargen und durch ein versehentliches Entweichen des Virus aus Herstellungsanlagen beobachtet werden (Paton et al. 2021). So wurde auch im Jahr 2007 der Ausbruch der **Maul- und Klauenseuche** in England mit dem unabsichtlichen Entweichen aus einem Labor und einer Impfstoffproduktionsanlage in Verbindung gebracht, da in beiden mit ähnlichen Virustypen gearbeitet wurde (Enserink 2007). In vielen ärmeren Ländern ist die Seuche jedoch noch endemisch.

Die EU-Rechtsvorschriften zur Verhütung und Bekämpfung der **MKS** sehen einerseits Maßnahmen im Krisenfall und andererseits Schutzvorschriften für Einfuhren vor. Als sofortige Maßnahme erfolgt das sog. **„stamping out“**, das heißt die Tötung vor Ort und unschädliche Beseitigung aller Tiere der anfälligen Arten des betroffenen Betriebs unmittelbar nach der Seuchenbestätigung sowie der empfänglichen Tiere, bei denen eine epidemiologische Verbindung zum Infektionsherd festgestellt wird. Der Verzicht auf die prophylaktische (Routine-) Impfung geht mit einem **Einfuhrverbot** von geimpften Tieren auf das Gemeinschaftsgebiet einher (Europäisches Parlament 2002).

Seuchen der kleinen Wiederkäuer (Schafe und Ziegen)

3

3.1 Übersicht

Die kleinen Wiederkäuer Schafe und Ziegen liefern als landwirtschaftliche **Nutztiere** Fleisch, Milch, Leder und Wolle. Weltweit werden jeweils über 1 Mrd. Tiere gehalten, wobei deren Anzahl in den ersten 2 Jahrzehnten des 21. Jahrhunderts ein starkes Wachstum verzeichnet; die Anzahl von gehaltenen Ziegen ist sogar um knapp 50 % gestiegen (Statistisches Bundesamt 2022). Die Länder mit den größten Beständen sind China, Indien und Nigeria, bei Schafen auch Australien (ArcGis.com 2022). Ein Risiko für virale Infektionskrankheiten besteht insbesondere bei dem Transport und Zukauf von Tieren aus anderen Regionen und Ländern. Außerdem werden Infektionskrankheiten über Insekten übertragen wie z. B. die anzeigepflichtige **Blauzungenkrankheit** der Schafe (Vogel und Schaub 2021b). Zu den hier ausgewählten anzeigepflichtigen Viruserkrankungen der Schafe und Ziegen zählen die **Pockenseuche** und die **Pest der kleinen Wiederkäuer.** Des Weiteren ist die **Maul- und Klauenseuche** auch für Schafe und Ziegen infektiös, wird hier aber nicht erneut beschrieben (siehe Abschn. 2.4).

3.2 Pockenseuche der Schafe und Ziegen

Ähnlich wie früher beim Menschen gibt es auch im Tierreich Krankheiten durch **Pockenviren.** Ein Beispiel haben wir bereits in Abschn. 2.3 mit der **Lumpy Skin Krankheit** kennengelernt. Andere Pockenviren sind für Geflügel infektiös oder auch Affen. Die Affenpocken standen aufgrund einzelner Infektionen beim Menschen z. B. im Jahr 2022 verstärkt im Mittelpunkt medialer Berichterstattung. Auch bei Schafen und Ziegen gibt es eine Pockenerkrankung. Von allen **Pocken**

P. U. B. Vogel und D. E. Rebeski, *Die großen Tierseuchen*, essentials,
https://doi.org/10.1007/978-3-662-67311-9_3

der Tiere wird diese Erkrankung als gefährlichste unter den Tierpocken angesehen (Wolff et al. 2020). Zum Beispiel ist Äthiopien das afrikanische Land mit den größten Ziegen- und Schafbeständen. Dieser Industriezweig ist eine wichtige Säule der Wirtschaft in dem Land und damit des Einkommens der Bevölkerung. Äthiopien hat jedoch massive Probleme mit der Pockenerkrankung (Wondimu et al. 2021). Weiter ist das Virus auch in anderen Teilen von Zentralafrika, den Mittleren Osten, Europa und Asien **endemisch,** einzelne **Ausbrüche** traten aber auch in der jüngsten Vergangenheit in Europa, z. B. in Bulgarien, Griechenland (Zewdie et al. 2021) und Spanien auf (LAVES 2022).

Das Virus gehört innerhalb der Familie der ***Poxviridae*** zu der Gattung der Capripoxviren. Die Erkrankung bei Schafen und Ziegen wird durch die Virusarten *Capripoxvirus ovis* bzw. *Capripoxvirus caprae* verursacht, die mit serologischen Methoden nicht unterschieden werden können. Capripoxviren können je nach Virusstamm auch die andere Tierart befallen, sind jedoch nicht **zoonotisch** (EFSA et al. 2021). Der allgemeine Aufbau des Viruspartikels von Pockenviren ist in Abb. 3.1 dargestellt. Gegenüber den anderen in diesem Essential vorgestellten Viren (mit Ausnahme der Herpesviren) besitzen Pockenviren einen sehr komplexen Aufbau. Die doppelsträngige DNA im inneren Kern hat eine Größe von ca. 150 kb. Der Kern ist wiederum von mehreren Schichten aus Proteinen umgeben (Zewdie et al. 2021). Capripoxviren besitzen wie einige andere Viren die Fähigkeit, das **Immunsystem** des Wirts so zu beeinflussen, dass die **Virusinfektion** nicht effektiv bekämpft werden kann (Abu-El-Saad und Abdel-Moneim 2005).

Die Übertragung erfolgt aerogen direkt durch Kontakt mit akut oder latent infizierten Tieren, über die Atemluft, Speicheltropfen, Pockensekret oder Milch. Nach einer **Inkubationszeit** von minimal einem Tag, gewöhnlich aber wenige Tage bis 2 Wochen beginnen die Symptome mit Nasen- und Speichelfluss, Fieber und Appetitlosigkeit. Nach einigen Tagen bilden sich als **Hautläsionen** die typischen **Pocken,** die danach aufplatzen und verkrusten. Die **Sterblichkeitsrate** der infizierten Tiere ist in neuen Gebieten meist zwischen 70– 100 %, in endemischen Gebieten jedoch deutlich niedriger bei bis zu 10 % (Wolff et al. 2020; EFSA et al. 2021). Die Freisetzung von infektiösen Viren erfolgt hauptsächlich durch Aufplatzen der Hautläsionen, Sekrete der Nase und des Mauls und ist in den ersten 1–2 Wochen am stärksten (Bowden et al. 2008).

Die **Pockenerkrankung** kommt in Deutschland nicht vor, sie ist anzeigepflichtig. Klinisch ist sie nicht von der **Maul- und Klauenseuche** zu unterscheiden und bedarf einer laboranalytischen Bestätigung. Ähnlich wie bei der Maul- und Klauenseuche ist die **Impfung** in Deutschland verboten (LAVES 2022). Es gibt jedoch Länder, in denen die Impfung eingesetzt wird. Die

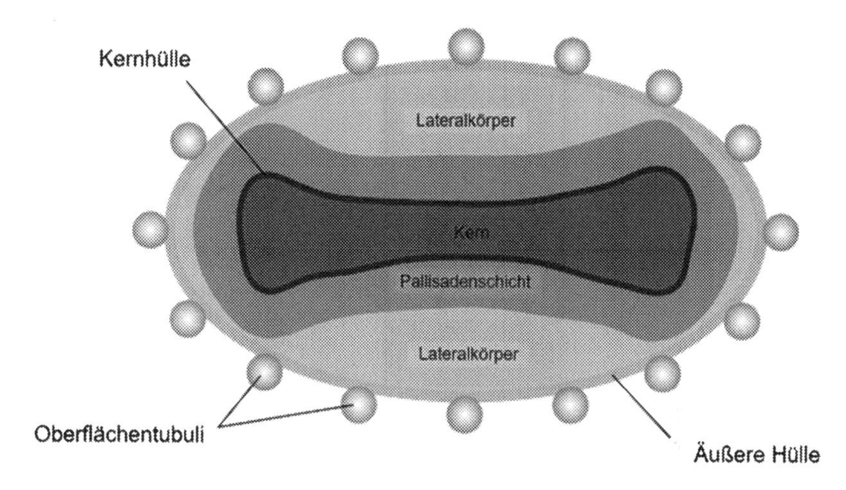

Abb. 3.1 Schematische Darstellung des Viruspartikels von Pockenviren. (Bildquelle: Adobe Stock, Dateinr.: 506293154, modifiziert)

sehr langsame Virusübertragung im Bestand ermöglicht es, im Gegensatz zur **Newcastle-Krankheit** (siehe Abschn. 4.2), bei der der Ausbruch explosionsartig erfolgt, nach Erkennen der ersten an **Pocken** erkrankten Tieren, die restlichen noch unauffälligen Tiere der gleichen Herde nachzuimpfen.

In den endemischen Gebieten stehen zugelassene **Impfstoffe** zur Verfügung. Diese basieren meist auf Lebendimpfstoffen. Der Vorteil dieses Impfstofftyps liegt in der natürlichen Vermehrung der abgeschwächten Impfviren, was eine Immunität von ca. 2 Jahren erzielt, während Inaktivat-Impfstoffe für eine wesentliche kürzere Periode Schutz bieten. Anders als bei der **Maul- und Klauenseuche** (siehe Abschn. 2.4) mit seinen verschiedenen Serotypen, schützen die Impfstoffe gegen alle Capripoxviren, einschließlich des Erregers der **Lumpy Skin Krankheit** (EFSA et al. 2021). Allerdings wurde vor einigen Jahren etwas sehr Kurioses festgestellt. In einigen Regionen, z. B. dem Nahen Osten, wird für die Impfung von Rindern gegen die Lumpy Skin Krankheit wegen des Kreuzschutzes ein Schafspocken-Impfstoff verwendet. Aufgrund vermehrt beobachteten **Nebenwirkungen** bei Rindern wurde der Impfstoff genauer mit molekularbiologischen Methoden charakterisiert. Dabei zeigte sich, dass es sich bei dem Impfstamm in Wirklichkeit um das Lumpy Skin Virus handelte. Weiter war das Virus nicht genug abgeschwächt und führte so zur Erkrankung einiger Rinder (Tuppurainen et al. 2014). Solche Fehler sind möglich, da die früheren Impfstoffe nach einer

Art „Black-Box"-Verfahren hergestellt wurden und die **molekulare Charakterisierung** vor vielen Jahrzehnten aufgrund fehlender Methodik nicht möglich war.

3.3 Pest der kleinen Wiederkäuer

Diese auch als **Peste des Petits Ruminants** (PPR) bezeichnete Tierseuche wurde erstmals 1942 als akute hochansteckende Erkrankung der Ziegen und Schafe in der Elfenbeinküste in Westafrika beschrieben und gilt als eine der verlustreichsten Tierseuchen in der Nutztierhaltung der kleinen Wiederkäuer (Njeumi et al. 2020). PPR ist in einigen Teilen von Afrika, dem Nahen Osten und Asien **endemisch** (Parida et al. 2015; Ahaduzzaman 2020) und bedroht ca. 70 % aller dort gehaltenen Schafe und Ziegen (Njeumi et al. 2020). Nach Einschätzung der FAO und der **WOAH** hat sich die Tierseuche seit seiner Erstbeschreibung in Afrika, Mittleren Osten und Asien in über 70 Ländern ausgebreitet, weitere 50 Länder werden als Risikoländer eingestuft. Das Virus verursacht Erkrankungsraten von bis zur 100 % und Sterblichkeitsraten von bis zu 90 %. Mehr als 300 Mio. Menschen sind weltweit durch die Verluste von jährlich Tausenden von Ziegen und Schafen bedroht. Die wirtschaftlichen Schäden werden auf weltweit 1,4 Mrd. US$ geschätzt. Ähnlich wie bei der Rinderpest wird von den zuständigen internationalen Behörden eine Global Control and Eradication Strategy mit dem Ziel der Ausrottung der PPR-Seuche bis zum Jahr 2030 verfolgt (Jawerth 2019). Das Ziel ist sicherlich ambitioniert, jedoch nicht unmöglich. Es gibt zahlreiche Länder ohne Fälle der **Pest der kleine Wiederkäuer** und auch dutzende Länder, die sich durch intensive Bemühungen die Erkrankung erfolgreich ausmerzten (Njeumi et al. 2020). In der Wildbahn ist der klinische Verlauf von **Infektionskrankheiten** sehr leicht zu erkennen, da die Tiere aufgrund der fehlenden Impfung und Bekämpfungsmaßnahmen dem Virus schutzlos ausgeliefert sind. So starben im Jahr 2016 ein Viertel der Population der mit dem PPR-Virus infizierten Saiga-Antilopen in der Mongolei.

Das PPR-Virus ist ein Morbilivirus und gehört zu der Virusfamilie der ***Paramyxoviridae*** (Abb. 3.2) Trotz der engen Verwandtschaft zu dem Rinderpestvirus kann es deutlich von diesem durch Labortests unterschieden werden. Diese tierrelevanten Morbilliviren und das menschliche Masern verursachenden Morbillivirus haben gemein, dass sie nur ein sehr begrenztes **Wirtsspektrum** haben und nur für eine Art bzw. wenige verwandte Arten infektiös sind (Parida et al. 2015). Diese Viren vermehren sich sehr schnell, bei den Masern-Viren wird die **Reproduktionszahl R_0,** also die Anzahl von Individuen, die von einem infizierten Menschen

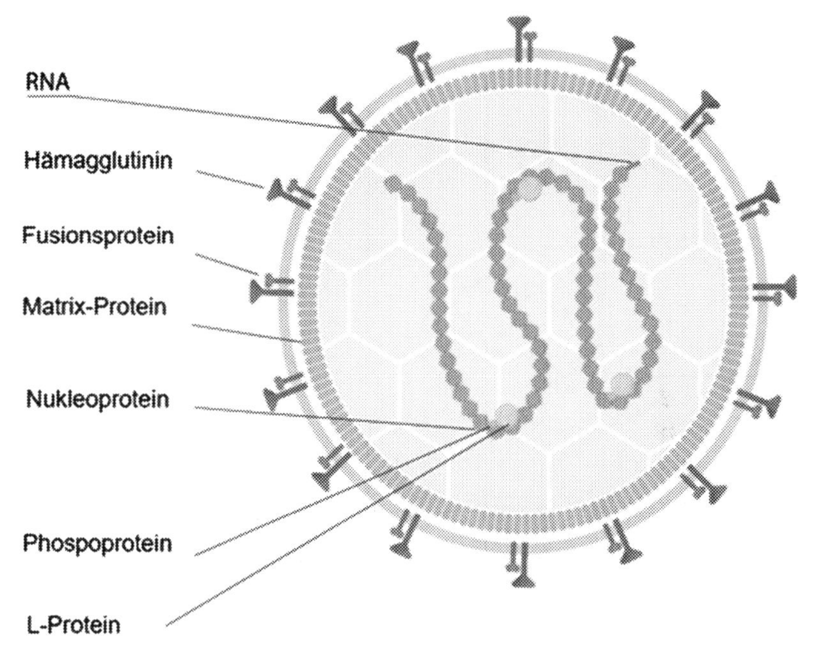

Abb. 3.2 Schematische Darstellung des Viruspartikels von Morbillivren. (Bildquelle: Adobe Stock, Dateinr.: 501642115, modifiziert)

angesteckt werden, bei den höchsten Schätzungen mit 20 angegeben (Vogel und Schaub 2021a). Die Zahlen hängen aber auch von verschieden Umgebungsfaktoren, Virusstämmen und der Gesundheit der Tiere ab. Gewöhnlich wird für eine **Herdenimmunität** bei dieser Erkrankung eine Impfquote von 80 % erwartet. Die Werte hängen auch stark davon ab, ob eine immunologisch naive (bisher kein Kontakt zum Erreger) Herde betroffen ist oder das Virus bereits in den Beständen zirkuliert.

Seuchen des Geflügels 4

4.1 Übersicht

Die **Geflügel-Nutztierhaltung** ist eine der wichtigsten Säule bei der Nahrungsmittelversorgung von Milliarden Menschen weltweit. Hühner bilden von den Nutztiergruppen anzahlmäßig mit knapp 33 Mrd. Tieren die größte Gruppe (Statistisches Bundesamt 2022). Davon werden mind. 1/5 in China gehalten (ArcGis.com 2022). Wildlebende Vögel sind nicht nur **Infektionserregern** ausgesetzt, sondern tragen auch im besonderen Maße zu deren Verbreitung bei. Im Gegensatz zu dem Wirtschaftsgeflügel, das lokal gehalten wird, legen Wild- und Zugvögel große Strecken zurück, um ihre Sommer- und Winterquartiere zu erreichen. Auf diesem Weg kommen sie im natürlichen Lebensraum mit kommerziellen Geflügelbeständen, Wildtieren und Zootieren in Kontakt und verbreiten global neue Erreger in großer Geschwindigkeit. Einige dieser Infektionserreger können als Zoonoseerreger auf den Menschen übertragen werden. Zusätzlich begünstigt die hohe Bestandsdichte der kommerziellen Geflügelhaltung die explosionsartige Ausbreitung der Erreger in ungeimpften Beständen (Vogel und Schaub 2021b). In diesem Essential werden die **aviäre Influenza** (Geflügelpest), die **Newcastle-Krankheit** (atypische Geflügelpest) und die **Infektiöse Bronchitis,** das Geflügel-Pendant zu COVID-19, vorgestellt.

4.2 Newcastle-Krankheit

Die klinischen Symptome der **Newcastle-Krankheit** (**ND,** englische Abk. für ***N****ewcastle* ***D****isease*) wurden erstmals im Jahr 1926 in Indonesien beschrieben. In Indien wurde die Krankheit als Ranikhet bezeichnet. Im Jahr 1927 wurde ein

P. U. B. Vogel und D. E. Rebeski, *Die großen Tierseuchen*, essentials,
https://doi.org/10.1007/978-3-662-67311-9_4

Ausbruch in der im britischen-schottischen Grenzgebiet liegenden und namensgebenden Stadt **Newcastle** beobachtet. Mit der fortscheitenden Intensivierung der Geflügelhaltung und der Zunahme der Bestandsgrößen entwickelte sich die hochkontagiöse und weltweit verbreitete **Newcastle-Krankheit** zu einer großen wirtschaftlichen Bedrohung der Geflügelhaltung (Ganar et al. 2014). Der globale Handel von nicht oder nur unzureichend gegen ND geimpftes Wirtschaftsgeflügel und deren Geflügelprodukten, von ungeimpften exotischen Vögeln und die unkontrollierte Übertragbarkeit von heimischen wildlebenden Vögeln, z. B. Tauben, können jederzeit zu einem neuen dramatischen Seuchenausbruch führen.

Das die **Newcastle-Krankheit** verursachende aviäre Orthoavulavirus wird systematisch der Familie der ***Paramyxoviridae*** zugeordnet. ND und klassische Geflügelpest (siehe Abschn. 4.4) sind in Deutschland die beiden einzigen anzeigepflichtigen Geflügelkrankheiten. Zu der Familie der *Paramyxoviridae* gehören auch das hochpathogene **Rinderpestvirus** (siehe Abschn. 2.2) und **Masernvirus.** Masern gehört zu den historisch gefährlichsten Infektionskrankheiten des Menschen (Vogel und Schaub 2021a). Paramyxoviren sind behüllt, besitzen also eine Hülle, die von der infizierten tierischen oder menschlichen Körperzelle abstammt, aus denen sie freigesetzt wurden. Im Inneren des **Viruspartikels** findet sich die Erbinformation in Form von einzelsträngige RNA (Abb. 4.1). Das RNA-Genom hat eine Länge von ca. 15.000 Basen und enthält nur sechs Gene. Daraus entstehen 6 strukturelle Proteine, die für den Aufbau eines Viruspartikels erforderlich sind. Das Fusionsprotein **(F-Protein)** ist ein auf der Virushülle befindliches Strukturprotein (Abb. 4.1). Dies ist für die Verschmelzung des Viruspartikels mit der Membran der Wirtszelle verantwortlich (Swanson et al. 2010). Außerdem ist das F-Protein für die Einstufung der Virulenz von verschiedenen **Virusstämmen** bedeutend, wie später in diesem Kapitel erklärt werden wird.

Das Newcastle-Virus (NDV) hat ein breites Wirtsspektrum und kann über 200 verschiedene Vogelarten infizieren (Absalón et al. 2019). Als Zoonoseerreger kann das NDV auch den Menschen infizieren und eine milde Lidbindehautentzündung der Augen (Konjunktivitis) verursachen. Das NDV bedroht alle Formen der Wirtschafts- und Hobby-Geflügelhaltung. Das Virus gelangt durch Einatmen und fäkal-orale Aufnahme in den Wirt. Die klinischen Symptome wie Schnabelatmung, dunkel-blaurote Kämme und braun-grünlicher Durchfall sind sehr typisch für ND. Der Verlauf der Infektion variiert allerdings mit der Virulenz des **Virusstamm.** Der Eintrag von hochvirulentem Virus in ungeimpften Beständen führt innerhalb von 3 bis 4 Tagen zum seuchenhaften Sterben. Die **Sterblichkeitsrate** beträgt bis zu 100 % (Ganar et al. 2014). Quasi über Nacht entwickelt sich eine verheerende Dramatik im Bestand bei der u. a. noch lebende Hühner über die am Boden liegenden toten Hühner steigen, bevor sie selbst verenden (Abb. 4.3).

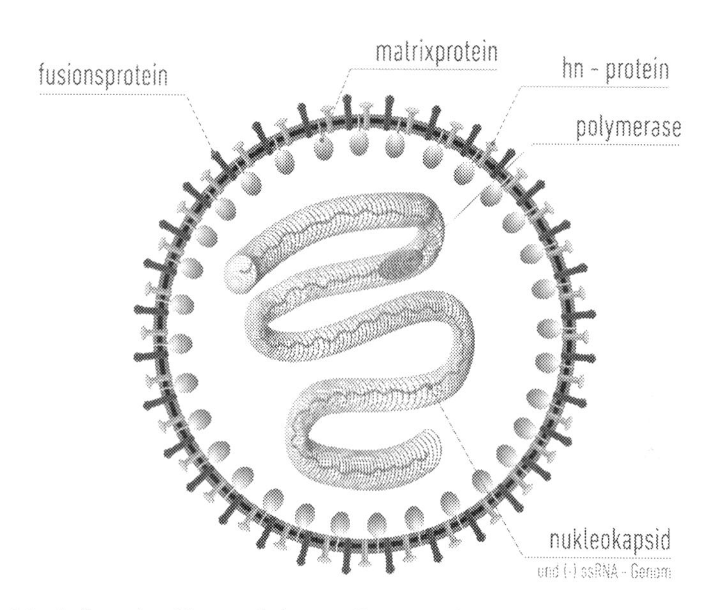

Abb. 4.1 Aufbau des Viruspartikels von Paramyxoviren (hn-Protein: Hämagglutinin-Neuraminidase; ssRNA: single-stranded (einzelsträngige) RNA). (Bildquelle: Adobe Stock, Dateinr.: 375022598, modifiziert)

Bei Durchseuchung der Bestände mit weniger virulenten Virusstämmen, wie es immer wieder in endemischen Gebieten geschieht, werden neben respiratorischen Krankheitsanzeichen wie z. B. Schnabelatmung und Durchfall etwa zwei Wochen nach Infektion auch zentralnervöse Symptome wie **Paralyse** oder **Torticollis** beobachtet (Alexander 2000). Torticollis ist eine Bezeichnung für Tiere mit einem schiefen, gedrehten oder rotierenden Hals, wie es in Abb. 4.2 symbolhaft dargestellt ist. Außerdem werden vermehrt Tiere mit atypischer himmelwärts gerichteter Kopfhaltung **(Sterngucker)** beobachtet. In der Legehennenhaltung sind zunächst dünnschalige Eier auffällig, bis schließlich keine Eier mehr gelegt werden. Eine Heilung infizierter Bestände ist nicht möglich.

Zu den Regionen, in denen ND endemisch ist oder in denen in Abständen **Epidemien** auftreten, gehören Asien, Afrika sowie Mittel- und Südamerika (Alexander 2000). Obwohl die Impfung als vorbeugende Bekämpfungsmaßnahme gegen ND seit den 1950er Jahren eingesetzt wird (Czeglédi et al. 2006), gibt es trotz hoher **Impfquote** in diesen Regionen immer wieder massive **Ausbrüche** und Epidemien. Ein Beispiel ist der ND-Ausbruch in Kalifornien in 2002–2003.

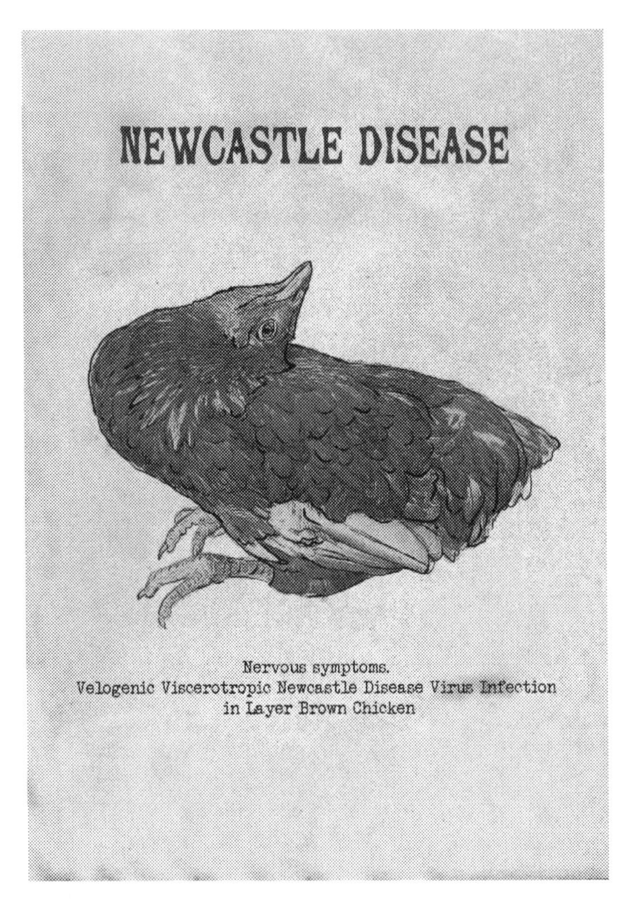

Abb. 4.2 Poster zu ND mit krankheitstypisch verdrehtem Kopf des Huhnes (Torticollis). (Bildquelle: Adobe Stock, Dateinr.: 543950031)

Vermutlich ausgehend von einem Ausbruch in Mittelamerika, dehnte sich das Virus von privaten Geflügelbeständen auf Geflügelfarmen aus. Die Maßnahmen der **Seuchenbekämpfung** umfassten u. a. die Keulung von 3,5 Mio. Hühnern (Pedersen et al. 2004) (Abb. 4.3).

Dabei ist nicht jeder **ND-Virusstamm** gleichermaßen gefährlich. Im Fachjargon werden sie anhand der Virulenz in **apathogen, lentogen** (subklinische oder milde Erkrankung), **mesogen** (Krankheitssymptome, aber niedrige Sterblichkeit)

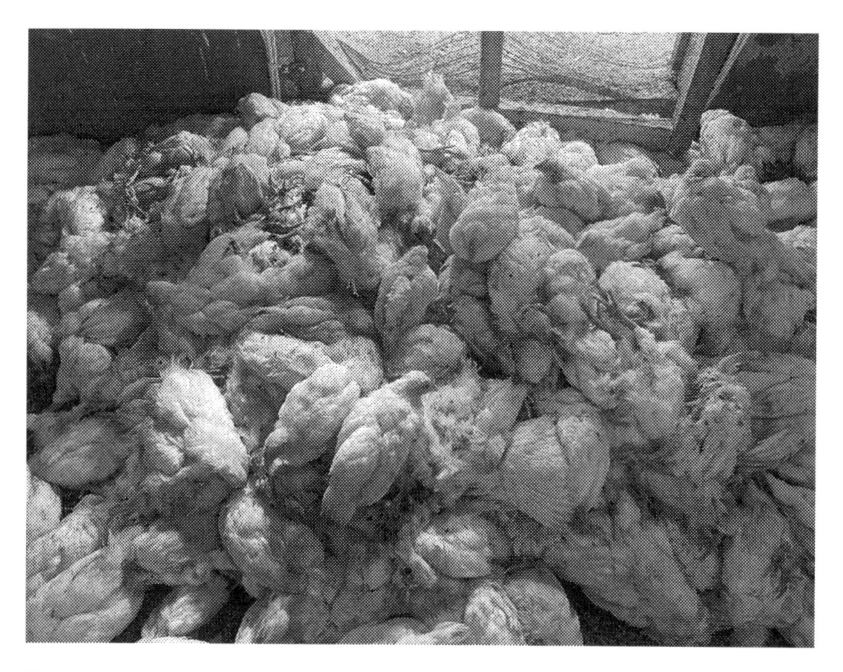

Abb. 4.3 Stapel von toten Hühnern, die bei Ausbrüchen mit hochvirulenten ND-Stämmen auftreten. (Bildquelle: Adobe Stock, Dateinr.: 544751421)

und **velogen** (hohe Sterblichkeitsrate) unterschieden (Moura et al. 2016). Diese Einstufung wird gewöhnlich quantitativ mithilfe eines Labortests bestimmt, dem sog. **ICPI** (engl. Abk. für ***I***ntra ***C***erebral ***P***athogenicity ***I***ndex). Hierbei wird das Virusisolat in Hühnereiern angereichert und eine bestimmte Menge der virushaltigen Eiflüssigkeit ins Hirngewebe von 10 Eintagsküken injiziert. Die Tiere werden täglich über 8 Tage beobachtet und jeweils in gesund (Wertung „0"), krank (Wertung „1") oder tot (Wertung „2") eingeteilt. Nach 8 Tagen werden die Zahlen summiert und die mittlere Summe pro Tier und Tag (Gesamtzahl durch 80 geteilt) berechnet. Hierbei kann das Endergebnis Werte zwischen 0 und 2 annehmen (Alexander 2000; Moura et al. 2016). Ein ICPI von $< 0{,}7$ steht für apathogene oder lentogene Virusstämme, ein ICPI $\geq 0{,}7$ für virulente Stämme (Moura et al. 2016). Hochvirulente, also velogene **ND-Stämme** haben einen ICPI zwischen 1,6 und 2,0 (Afonso 2021).

Im Gegensatz zu anderen viralen Geflügelkrankheiten gibt es in Deutschland für Hühner- und Putenbestände eine **ND-Impfpflicht.** Das ist vielen Hobbyhaltern, die auf ihrem Grundstück ein paar Hühner halten, oft gar nicht bewusst. Das Gesetz gilt für alle Hühner und Puten, egal ob es sich um ein Huhn in privater Haltung oder große Herden auf Geflügelfarmen handelt. Hierzu gibt es von der **Ständigen Impfkommission** (StIKo) Informationen und Tipps für Hobbyhalter (Held 2018). Die Impfpflicht ist verständlich, da diese sog. „Hinterhofhaltung" in vielen Regionen der Welt Grund für das endemische Vorkommen ist. Aber auch in Regionen, die eigentlich frei von ND sind, zirkuliert das Virus häufig zunächst unterschwellig in privaten Kleinbeständen, bis es den Weg in große Geflügelfarmen findet, wie bei dem bereits erwähnten Beispiel des **ND-Ausbruchs** in Kalifornien (Petersen et al. 2004) geschehen war.

Bei pathogen Erregern sind die sog. **Virulenzfaktoren** von besonderem Interesse. Die Forschung der letzten Jahrzehnte hat viele einzelne Faktoren identifiziert, die bei verschiedenen Erregern mehr oder minder an der Virulenz beteiligt sind. Häufig ist das molekulare Wissen über die Virulenz von Erregern aber noch lückenhaft und Bedarf weiterer Forschung. Eine Ausnahme bildet das **NDV,** bei dem die Virulenz wie zuvor beschrieben mit dem **ICPI** und fast vollständig auch auf molekularer Ebene bestimmt wird. Die Hauptvirulenzdeterminante ist das oben bereits genannte **F-Protein.** Bei der Virusvermehrung wird das F-Protein zunächst als Vorläuferprotein gebildet und anschließend durch Enzyme, sog. Proteasen gespalten, um ausreichend infektiös für die nächste Wirtszelle zu werden. Diese Proteasen kommen im Wirt vor. Hochvirulente **ND-Stämme** haben in der Spaltstelle des F-Protein-Vorläufers eine kurze Sequenz von 8 aufeinanderfolgende Aminosäuren, die viele basische Aminosäuren (z. B. Arginin oder Lysin) enthalten. Dieses Sequenzmotif wird in den meisten Körperzellen von Hühnern effizient durch die zahlreich in der Zelle befindliche Protease **Furin** gespalten. Apathogene Stämme haben hier nur wenig basische Aminosäuren, werden ineffizienter aktiviert und breiten sich dadurch langsam aus und verursachen keine Krankheit (Wang et al. 2017).

Aufgrund der intensiven Erforschung seiner Biologie, inklusive seiner Gensequenz und Vermehrung werden **ND-Viren** auch als **Vektorimpfstoffe** erforscht. Dies sind Viren, die abgeschwächt werden und zusätzlich Sequenzen anderen Viren im Virusgenom tragen, um zusätzlich eine Immunantwort gegen diesen zusätzlichen Erreger auszulösen (Vogel 2021). Es werden diverse ND-Vektorkonstrukte für veterinäre und humane Anwendungen entwickelt und wissenschaftlich untersucht. Im Jahr 2006 wurde der erste **ND-Vektorimpfstoff** zugelassen (Hu et al. 2020). ND-Vektoren werden auch bereits seit langem auf Eignung als bivalenter Impfstoff gegen ND und bestimmte **hochpathogene**

Influenza A-Viren, z. B. H5, erprobt (Lardinois et al. 2012), wobei hier die fortschrittlichsten Kandidaten in einzelnen Ländern bereits die Zulassung erreicht haben (Kim und Samal 2019). Daneben gibt es eine andere innovative Anwendung. Einige ND-Stämme haben **onkolytische Eigenschaften,** vermehren sich also in bestimmten humanen Tumorzellen und lysieren diese dabei ohne andere gesunde Körperzellen zu schädigen. Das hat Projekte ins Leben gerufen, ND-Viren als therapeutisches Mittel gegen bestimmte humane Tumorerkrankungen einzusetzen. Einige dieser Projekte befinden sich bereits in den präklinischen und klinischen Phasen (Schirrmacher et al. 2019; Huang et al. 2022).

4.3 Infektiöse Bronchitis

Das **Infektiöse Bronchitis Virus (IBV)** wurde erstmalig in den 1930er in den USA identifiziert (Legnardi et al. 2020; Rautenschlein und Philipp 2021). Allerdings deuten phylogenetische Analysen (Analysen der genetischen Information zur Ermittlung von Verwandtschaftsverhältnissen zwischen verschiedenen Gensequenzen) an, dass IBV bereits zu Beginn des 20. Jahrhunderts in China zirkulierte (Zhao et al. 2016). Die fast gleichzeitige Entdeckung von **NDV** und IBV bzw. deren Erkrankungen ist kein Zufall. Diese Zeit kann als „Pionierzeit" der Virologie angesehen werden, in der die Entdeckung und Erforschung von Viren durch die Entwicklung des Elektronenmikroskops sowie von Methoden zur Isolierung und Anreicherung von Viren ermöglicht wurde. Zum Beispiel wurde auch der Erreger der **Spanischen Grippe,** das **Influenza A-Virus,** in den 1930er Jahren entdeckt (Vogel und Schaub 2021a). Außerdem nahm die Bedeutung von IBV auch in einer Zeit zu, in der Erfindungen u. a. der Vitamin-Nahrungsergänzung und **Antibiotika** eine Haltung von Geflügel in Ställen mit hoher Bestandsdichte ermöglichten, und dadurch Krankheitsausbrüche mit großer Tierzahl eine verstärkte wirtschaftliche und wissenschaftliche Aufmerksamkeit bekamen.

Das IB-Virus (**IBV**) wird der Familie der ***Coronaviridae*** zugeordnet. Diese Virusgruppe dürfte seit der **COVID-19 Pandemie** selbst Laien bekannt sein. Allerdings wurden humane Coronaviren erst später ab den 1960er Jahren identifiziert (Vogel 2021). Coronaviren der Tiere und Menschen teilen sich in 4 Untergruppen (sog. Gattungen) auf, die mit den griechischen Buchstaben α (alpha), β (beta), γ (gamma) und δ (delta) bezeichnet werden. Während sich die humanen Coronaviren inklusive **SARS-CoV-2** auf die α- und β-Gruppe verteilen, befallen Vertreter der γ- und δ-Gruppe vorwiegend Vögel (Cui et al. 2019). IBV wird in die Untergruppe der γ-Coronaviren eingeordnet. Bisher gibt es keine Hinweise, dass IBV auf den Menschen übertragen wird (OIE 2018). Coronaviren sind behüllte Viren und haben einen sehr ähnlichen Bauplan des Viruspartikels (Abb. 4.4) gemeinsam, der aus nur 4 Proteinen besteht. Dazu gehören drei Proteine in der Hülle sowie ein Protein im Inneren, dass die **Virus-RNA** umgibt und schützt (Fehr und Perlman 2015). Die **Viruspartikel** haben eine Größe von ca. 80–120 nm und bilden sich ähnlich wie bei NDV an der Oberfläche der infizierten Wirtszelle. Ein wichtiges Oberflächenprotein ist das **Spike-Protein,** dass als lange Projektionen auf der Virusoberfläche erscheint. Das kronenartige Erscheinungsbild war maßgeblich für die Namensgebung der Coronaviren (der lateinische Begriff corona bedeutet Krone) (Vogel 2021). Das Spike-Protein vermittelt die Anbindung des Virus an die Oberfläche der Wirtszelle.

Die **Infektion** wird über kleinste virushaltige Tröpfchen übertragen. Es handelt sich um eine akute hochkontagiöse Erkrankung der respiratorischen und urogenitalen Organe der Hühner und Fasane. Die Erkrankung betrifft alle Altersgruppen der Legehennen- und Mastgeflügelhaltung, verläuft aber bei Jungtieren besonders schwerwiegend. Etwa 2–6 Tage nach der Infektion beginnen die Symptome u. a. mit Husten, Niesen, geräuschvolle Schnabelatmung, Nasenausfluss und Konjunktivitis. Es können auch weitere Symptome wie Depression und Gewichtsverlust auftreten (Najimudeen et al. 2020). Bei Eintrag in ungeimpfte Bestände beträgt die **Durchseuchung** meist 100 % mit einer geringen **Sterblichkeitsrate** (Rautenschlein und Philipp 2021) infolge von Atemnot und Erschöpfung durch

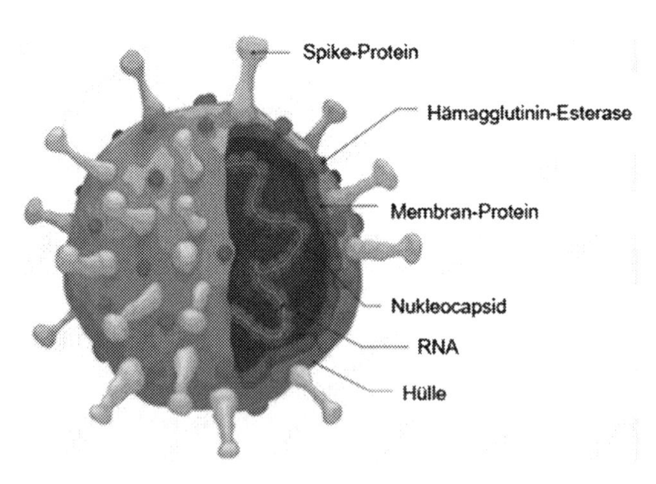

Abb. 4.4 Allgemeiner Aufbau von Coronaviren. (Bildquelle: Adobe Stock, Dateinr.: 319329940, modifiziert)

Verhungern. In durchseuchten Legehennenbetrieben findet man infolge von Eileiterdefekten deformierte und dünnschalige Eier (Windeier). Bei bis zu 5 % der Legehennen wird keine Eiablage mehr beobachtet („schlechte Leger"). Die Brut- und Schlupfergebnisse sind schlecht und weise zwergwüchsige Embryonen auf. IB-Viren zirkulieren auch in geimpften Beständen, da die eingesetzten Impfstoffe keine sterile Immunität erzeugen. Trotzdem ist der positive Effekt von Impfungen deutlich. Der **Reproduktionszahl R_0** beziffert, wie viele Tiere von einem infizierten Tier angesteckt werden. In ungeimpften mit IBV infizierten Beständen liegt der **R-Wert** bei etwa 20 und wird durch die Impfung auf unter 1 gesenkt (Rautenschlein und Philipp 2021).

IBV zeichnet sich durch eine ständige **molekulare Evolution** aus, die zu einer fortschreitenden Anpassung der Virusstämme führt (Sjaak de Witt et al. 2011). Diese Entwicklung liegt zum einen an genetischen Mutationen. RNA-Viren mutieren gewöhnlich schnell, wobei **Coronaviren** bestimmte Fehler bei der Replikation ihrer Virus-RNA durch eine bestimmte Funktion ihrer RNA-Polymerase korrigieren können. Trotzdem mutiert IBV mit einer durchschnittlichen Rate von 10^{-4} bis 10^{-5} pro Base im Genom pro Jahr (Legnardi et al. 2020). Zusätzlich verändern sich Coronaviren durch einen weiteren genetischen Mechanismus, der sog. **Rekombination.** Die ersten Hinweise auf neue **Virusvarianten** gab es bereits in den 1950er Jahren (Sjaak de Witt et al. 2011). Es sind über die Jahrzehnte auch Varianten entstanden, z. B. **QX-Stämme,** gegen die die existierenden **Impfstoffe** nur noch ungenügend schützen. Diese haben ihre Vermehrungseigenschaften verändert und infizieren nach der anfänglichen Vermehrung im Respirationstrakt u. a. das Nierensystem (Najimudeen et al. 2020). Diese Varianten zeigen aber keine Verdrängung der bestehenden Virusstämme und sind daher immer noch in geografisch begrenzten Gebieten zu finden. Trotzdem ist es vor dem Hintergrund der molekularen Evolution der IB-Viren bemerkenswert, dass heutzutage immer noch einige der ersten IB-Impfstoffe, die vor über einem halben Jahrhundert entwickelt wurden, weltweit die am häufigsten eingesetzten Impfstoffe sind, wie z. B. der Impfstamm **H120** (Ramakrishnan und Kappala 2019).

4.4 Aviäre Influenza

Die **aviäre Influenza** auch als **klassische Geflügelpest** bezeichnete Virusinfektion des Wirtschaftsgeflügels und der Wildvögel hat das Potenzial, immensen wirtschaftlichen Schaden anzurichten. Der Name „Influenza" stammt aus dem italienischen und bedeutet „Einfluss", was auf die im Mittelalter verbreitete

Annahme zurückzuführen ist, dass bestimmte Sternenkonstellationen Krankheiten verursachen. Seit dem 9. Jahrhundert ist die Influenza als epidemische oder **pandemische Erkrankung** bekannt, dürfte aber noch viel älter sein (Morens und Taubenberger 2018). Wie bereits erwähnt, wurde der Erreger der Influenza erst in den 1930er Jahren entdeckt (Vogel und Schaub 2021).

Der Zoonoseerreger gehört zur Virusfamilie der ***Orthomyxoviridae.*** Innerhalb dieser Familie werden drei Influenza-Gattungen unterschieden, wobei **Influenza A-Viren** u. a. für die Entstehung neuer, gefährlicher bis hin zu **pandemischen Virusvarianten** von Bedeutung sind (Taubenberger und Kash 2010). Das Viruspartikel von Influenza A-Viren besteht aus einer äußeren Hülle mit eingelagerten Virusproteinen. Im Inneren liegt die Erbinformation in Form von 8 RNA-Strängen vor. Jeder dieser Stränge enthält die Informationen für verschiedene Proteine, die das Virus für seine Vermehrung benötigt. Die RNA-Stränge sind jeweils an ein Molekül der Polymerase gekoppelt, die wiederum die **Virus-RNA** in der infizierten Zelle vervielfältigt. Zwei der Oberflächenproteine des Influenza A-Virus sind von besonderer Bedeutung. Influenza A-Viren werden vereinfacht durch die Zusammensetzung des **Hämagglutinin** (H) und der Neuraminidase (N) charakterisiert (Abb. 3.5). Es gibt 18 H-Typen und 11 N-Typen, die in Kombination miteinander auftreten können. Die meisten dieser Typen kommen auch bei Vögeln vor (Webster und Govorkova 2014) (Abb. 4.5).

Das **Hämagglutinin** ist für die Bindung an die Rezeptoren und die anschließende Fusion des Viruspartikels mit der Zelle verantwortlich (Taubenberger und Kash 2010), hat also eine ähnliche Bedeutung wie das **F-Protein** von **NDV.** Die Eigenschaften des Hämagglutinins werden auch bei Laboranalysen genutzt. Dieses Protein bindet an die Oberfläche von **Erythrozyten** (rote Blutkörperchen) und verklumpt diese. Bei diesem sogenannten **Hämagglutinations (HA) -Test** wird die Virusprobe in eine Vertiefung einer Kunststoffplatte pipettiert und schrittweise mit Puffer mehrere 1:2 Verdünnungen der Probe in benachbarten Vertiefungen erstellt. Danach gibt man in jede Vertiefung die gleiche Menge einer Erythrozyten-Suspension, mischt kurz und inkubiert die Platte für z. B. eine Stunde. Sind **Influenza A-Viren** in der Probe vorhanden, werden die Erythrozyten verklumpt, was zu einer breitflächigen Ablagerung am runden Boden der Vertiefungen führt. Sofern kein Virus in der Probe ist, bleiben die Erythrozyten gelöst, sedimentieren aber während der einstündigen Lagerung der Platten zur tiefsten Stelle der Vertiefung, was einen knopfartigen roten Punkt erzeugt (Abb. 4.6). Man kann durch die Prüfung verschiedener Verdünnung auch grob die **Virusmenge** bestimmen. Dabei wird der reziproke Wert der höchsten Probenverdünnung, bei der eine Hämagglutination entsteht, als sog. **HA-Titer** angegeben.

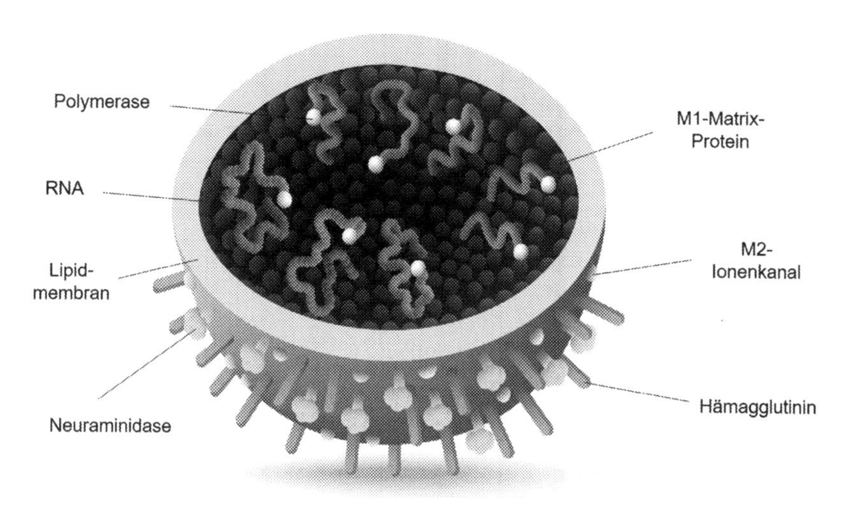

Abb. 4.5 Schematischer Querschnitt des Aufbaus eines Influenza A-Virus mit wichtigen Proteinen. (Bildquelle: Adobe Stock, Dateinr.: 68969046, modifiziert)

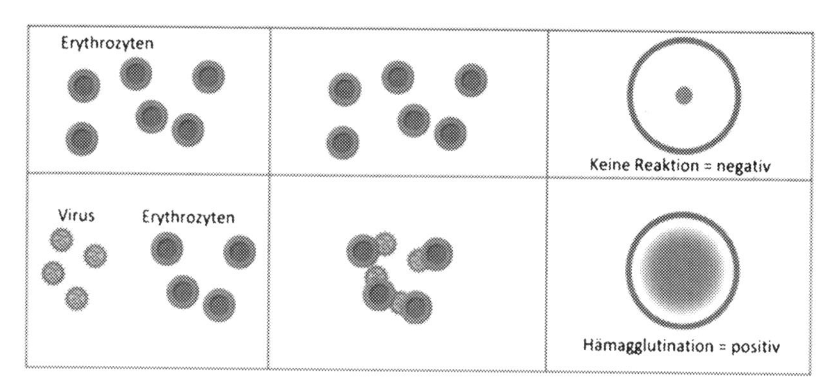

Abb. 4.6 Prinzip des Hämagglutinationstests. (Bildquelle: Adobe Stock, Dateinr.: 496539416)

Es gibt niedrig pathogene (engl. LPAI für ***l****ow* ***p****athogenic* ***a****vian* ***i****nfluenza*) und hochpathogene (engl. HPAI für ***h****ighly* ***p****athogenic* ***a****vian* ***i****nfluenza*) Virustypen. Die hochpathogenen Virustypen verursachen die hochpathogene **aviäre Influenza** (HPAI), die zusammen mit der Newcastle-Krankheit in der ehemaligen **Liste A** der WOAH genannt wurde. Der Virus-Eintrag kommt häufig über **Zugvögel,** die in Abhängigkeit von der Jahreszeit große Strecken zurücklegen, um ihre Brut- bzw. Lebensräume zu erreichen. Durch dieses Verhalten stellen sie ideale Verteiler für Viren inklusive **Influenza-Viren** dar. Während der Rast oder der Rückkehr können sie die Viren auf Wildvögel übertragen, die diese wiederum vereinzelt auf Nutztierbestände übertragen können (Globig et al. 2018). Daneben gibt es noch andere Möglichkeiten des Eintrags, wie z. B. durch illegalen Tierhandel, Tiertransporte usw.

Influenza A-Viren verändern sich ständig, z. B. auch durch das sog. **Reassortment** (Bouvier und Palese 2008). Zu Beginn dieses Jahrhunderts war der gefürchtetste Vogelgrippe-Erreger ein Influenza A-Stamm vom Typ **H5N1,** der ebenfalls durch Reassortment entstanden war (Webster und Govorkova 2014). Dieser Typ verursachte über eine Dekade Ausbrüche in verschieden Regionen und wurde dann seltener (Vogel und Schaub 2021b) und ist aktuell wieder präsent. In Deutschland wurden von Anfang November bis Anfang Dezember 2022 wieder 84 Ausbrüche von hochpathogenen H5N1-Subtypen in der Geflügelhaltung in verschiedenen Bundesländern (FLI 2022) angezeigt und veterinärbehördlich bekämpft. Die besondere Gefahr von H5-Typen besteht darin, dass sie als niedrig pathogene Varianten in Geflügel zirkulieren können, jedoch sich schnell zu hochpathogenen Typen entwickeln können (Verhagen et al. 2021). In Deutschland gab es die schlimmste Geflügelpest-Epidemie in 2016/2017, allerdings verursacht durch einen neuen **H5N8-Typ** (Vogel und Schaub 2021b). Die staatlichen Bekämpfungsmaßnahmen von Ausbrüchen sind ähnlich drastisch wie bei der Maul- und Klauenseuche.

Seuchen der Schweine

5

5.1 Übersicht

Die kommerzielle **Schweinezucht** ist ebenfalls eine wichtigste Säule bei der Nahrungsversorgung. Zahlenmäßig bilden Schweine mit knapp 1 Mrd. Tiere die sechshäufigste Nutztiergruppe auf der Welt. Das Wachstum der **Schweineindustrie** korreliert hier auch mit dem gestiegenen Bedarf an tierischem Protein. Innerhalb eines halben Jahrzehnts hat sich die Zahl der Tiere 2,5-fach erhöht, wobei ca. 50 % der Tiere in China gehalten werden (ArcGis.com 2022). Der wichtigste Verteiler von viralen Schweineseuchen ist das Wildschwein, das am Tag bis zu 10 km zurücklegen kann und so häufig unbemerkt zum Eintrag der **Infektionskrankheiten** in neue Gebiete beiträgt (Vogel und Schaub 2021b). Zu den wichtigen Viruserkrankungen der Schweine gehören die **Klassische Schweinpest,** die **Afrikanische Schweinepest** (beide Teil der früheren Liste A der OIE (WOAH)) und die **Pseudowut,** auch Aujeszkysche Krankheit genannt**.** Diese drei Infektionskrankheiten werden in diesem Essential ausführlich dargestellt. Daneben wird in diesem Essential noch kurz auf das **Akute Diarrhoe-Syndrom der Schweine** eingegangen, eine neue bisher nur lokal aufgetretene Coronavirus-Erkrankung, die aber aufgrund der Parallelen zu **COVID-19** durchaus interessant ist.

5.2 Klassische Schweinepest

Die **klassische Schweinpest** ist eine der verlustreichsten Infektionskrankheiten der Schweine. Sie gehört in Deutschland zu den **anzeigepflichtigen Tierseuchen,** die mit staatlich angeordneten Maßnahmen bekämpft werden. Die erste

P. U. B. Vogel und D. E. Rebeski, *Die großen Tierseuchen*, essentials,
https://doi.org/10.1007/978-3-662-67311-9_5

allgemein akzeptierte Aufzeichnung dieser Krankheit stammt aus dem Bundesstaat Ohio in den USA und datiert zurück ins Jahr 1833 (Edwards et al. 2000). Es wird angenommen, dass das Virus einige Jahrzehnte zuvor um die Jahrhundertwende aus einem Virus entstanden ist, dass von Schafen auf Schweine übertragen wurde, nachdem in den USA dort erstmalig tunesische Schafe importiert wurden. In den Jahrzehnten danach breitete es sich in den USA aus und wurde Anfang der 1860er Jahre erstmals in Europa identifiziert, gefolgt von der schnellen weltweiten Ausbreitung (Ganges et al. 2020).

Der Erreger ist ein Virus aus der Familie der ***Flaviviridae,*** kleine behüllte RNA-Viren. Zu dieser Gruppe gehören z. B. das **Dengue**- und **Zika-Virus** (Vogel und Schaub 2021a) und das **West Nil-Virus,** das in den letzten Jahren auch vereinzelt in Deutschland aufgetreten ist (Vogel und Schaub 2021b). Das Viruspartikel enthält verschiedene Oberflächenproteine und einen im Inneren verpackten RNA-Einzelstrang mit der Erbinformation. Das Virus ist hochgradig an seinen Wirt angepasst und befällt nur Haus- und Wildschweine (Blome et al. 2017).

Die Infektion von Hausschweinen erfolgt sehr häufig über Kontakt zu Wildschweinen, in denen das Virus zirkuliert. Innerhalb der Betriebe wird das Virus durch Verfütterung von viruskontaminiertem Tierfutter, Speiseabfällen oder Ablecken von viruskontaminierten Gegenständen im Stall eingetragen. Nachdem das Virus in den Bestand eingetragen wird, scheiden infizierte Tiere das Virus über Sekrete u. a. Speichel, Urin und Kot aus, wodurch sich weitere Tiere überwiegend oronasal über die Schleimhäute infizieren (Blome et al. 2017).

Die frühen Symptome treten gewöhnlich nach 4–7 Tagen in Form von Fieber, Gewichtsverlust und Teilnahmslosigkeit auf (Abb. 5.1). Nach 2–4 Wochen können je nach Pathogenität des Virus zusätzlich typische Blutungen auf der Hautoberfläche sowie Lähmungen auftreten. Die **Letalität** kann je nach Virustyp, Haltungsbedingungen und Alter der Tiere im schlimmsten Fall 100 % betragen. Es gibt neben diesem akuten Verlauf auch eine **chronische Form,** bei der infizierte Tiere monatelang überleben und hierbei das Virus durch Sekrete kontinuierlich ausscheiden (Blome et al. 2017; Ganges et al. 2020).

Das Virus war früher in weiten Teilen der Erde verbreitet, konnte aber in einigen Regionen durch strikte Bekämpfung ausgerottet werden. Trotzdem ist diese Infektionskrankheit in vielen Regionen wie z. B. Mittel- und Südamerika, Osteuropa und Asien immer noch weit verbreitet und tritt sporadisch in Form von Ausbrüchen auf (Blome et al. 2017). Das Auftreten der **klassischen Schweinepest** wird von der zuständige Veterinärbehörde gemäß geltender Schweinepestverordnung mit drastischen Maßnahmen bekämpft, die sich zur Seuchenabwehr und -eindämmung bewährt haben. Grundsätzlich besteht ein striktes Impfverbot. Im

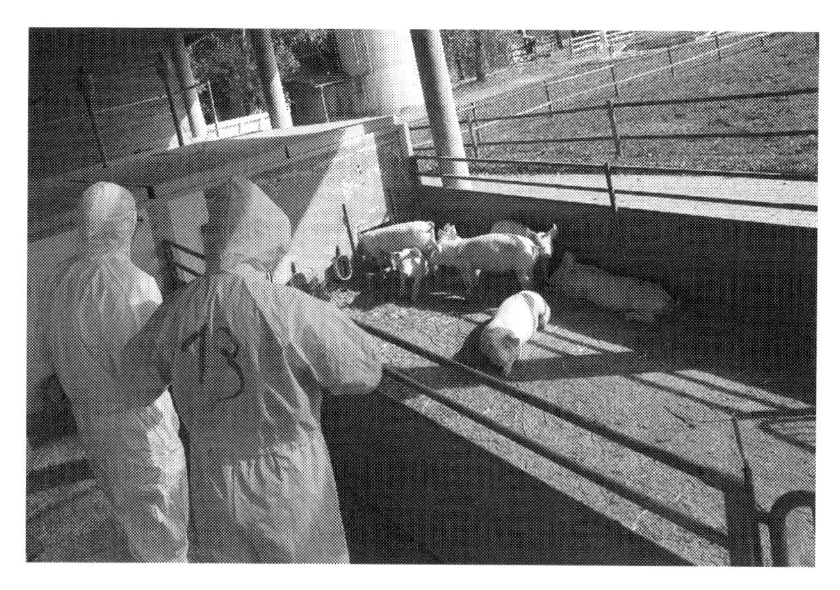

Abb. 5.1 Schweine mit frühen Symptomen, die typisch für die klassische Schweinepest sind. (Bildquelle: Adobe Stock, Dateinr.: 394955540)

Seuchenfall wird stattdessen das **„stamping out“** verfolgt. Der betroffene Tierbestand wird umgehend getötet (gekeult). Um den betroffenen Hof herum wird ein 3 km großer Sperrbereich eingerichtet, der Zugang zum Hof kontrolliert. In einer weiteren 10 km großen Beobachtungszone werden die Schweinebestände laboranalytisch überprüft. Unter gewissen Umständen werden die Schweinebestände präventiv geimpft **(Notimpfung).** Allerdings können die notgeimpften Schweinebestände nur unter besonderen Auflagen gehandelt werden. Aus den umfangreichen Bekämpfungsmaßnahmen resultieren massive wirtschaftliche Kosten. Zum Beispiel betrugen die geschätzten Kosten zur Eindämmung eines Ausbruchs in den Niederlanden in den Jahren 1997 und 1998 ca. 2 Mrd. US Dollar (Ganges et al. 2020). Dabei sind die Kriterien der **Welttiergesundheitsorganisation WOAH** für das Wiedererlangen des Status „Frei von Klassischer Schweinepest“ nach erfolgreicher Ausrottung des Erregers erheblich (Edwards et al. 2000).

Die **klassische Schweinepest** zeigt in den letzten Jahrzehnten eine Tendenz zur globalen Rückkehr. Beispielhaft ist das Virus nach 26 Jahren Abwesenheit auch wieder im Jahr 2018 in Japan, ähnlich wie China einer Hochburg der

Schweineindustrie, festgestellt worden. Trotz Bekämpfungsmaßnahmen dehnte sich das Virus allmählich durch **infizierte Wildschweine** aus. Molekularbiologische Analysen legten dabei nahe, dass das Virus sehr ähnlich zu Isolaten war, die einige Jahre zuvor in China zirkulierten (Postel et al. 2018; Hayama et al. 2020).

5.3 Aujeszkysche Krankheit

Die **Aujeszkysche Krankheit,** auch **Pseudowut** genannt, befällt primär Schweine, Wiederkäuer und Fleischfresser. Sie wurde erstmals zu Beginn des 19. Jahrhunderts in Rindern beobachtet und Ihr zunächst der Name „mad itch" (Juckkrankheit) gegeben (Liu et al. 2022). Mitte des 19. Jahrhunderts entstand der Name Pseudowut (engl. pseudorabies), da die Symptome der **Tollwut** (engl. rabies) ähnelten (Mettenleiter 2020). Im Jahr 1902 wurde die Krankheit von dem ungarischen Veterinär **Aladár Aujeszky** erforscht (Aujeszkysche Krankheit) und von der Tollwut abgegrenzt (Mettenleiter 2020; Tan et al. 2021).

Das **Pseudowutvirus** gehört zu der Virusfamilie der ***Herpesviridae.*** Der allgemeine Aufbau der Herpesviren enthält neben der äußeren Hülle mit eingelagerten Proteinen, ein Tegument auf der Innenseite und ein Kapsid im Inneren, dass wiederum die Erbinformation enthält, in diesem Fall **DNA** (Abb. 5.2). Das Virusgenom ist im Gegensatz zu den vorgestellten **RNA-Viren** riesig. Es umfasst knapp 150 kb und kodiert deutlich mehr Proteine als typische RNA-Viren. Aufgrund der Größe des Genoms tragen sie auch viele nicht-essenzielle Gene, die also für die Vermehrung des Virus nicht notwendig sind (Dong et al. 2014). Insgesamt werden 70 Proteine im Virusgenom kodiert (Bo und Li 2022). Dies könnte man auch etwas übertrieben als „Platzverschwendung" bezeichnen, da im Gegensatz hierzu RNA-Viren in ihrem minimalistischen Genom fast jede Base für sinnvolle Informationen nutzen müssen und teilweise überlappende Leserahmen haben, um die genetische Information für Proteine bestmöglich zu „komprimieren".

Das Schwein ist der Hauptwirt für das Herpesvirus, das in älteren Schweinen lebenslang zirkuliert (Reservoirwirt). Bei bis zu zwei Wochen alten Ferkeln beobachtet man sehr verlustreiche Verläufe mit einer Mortalität von bis zu 100 %. Mit dem zunehmenden Alter verläuft die Seuche milder und unauffälliger, bisweilen mit Fieber und vorübergehenden respiratorischen Symptomen. In der Sauenhaltung treten vermehrt Aborte auf, die die Seuche hinweisen können. Obwohl die **Pseudowut** bereits vor knapp 200 Jahren erstmalig beobachtet

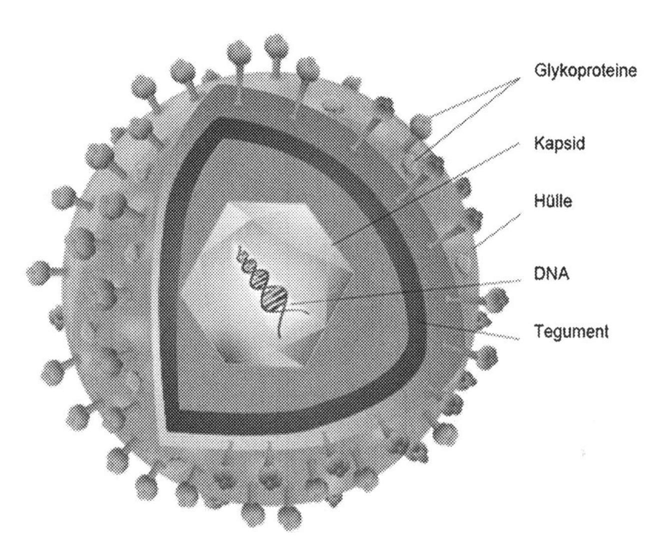

Abb. 5.2 Allgemeiner Aufbau von Herpesviren. (Bildquelle: Adobe Stock, Dateinr.: 45913492)

wurde, nahm sie erst ab den 1970er Jahren mit zunehmender Industrialisierung und deutlicher Zunahme der Herdengrößen in der **Schweinehaltung** an Bedeutung zu (Liu et al. 2022). Es gab weltweit Ausbrüche in Schweineherden mit so immensen wirtschaftlichen Verlusten, dass die Pseudowut als eine der bedeutsamsten und daher anzeigepflichtige **Schweineinfektionskrankheit** angesehen wird (Tan et al. 2021). Aufgrund der kontinuierlichen Bekämpfung des Virus durch **Seuchenkontrollprogramme** ist die Erkrankung weltweit auf dem Rückzug.

In Deutschland wurde das Virus durch die Impfkampagnen und den **Kontrollprogrammen** weitestgehend ausgerottet, während sich im europäischen Monitoring der letzten Dekade vor allem in Italien und Portugal noch höhere Inzidenzen innerhalb der **Wildschweinpopulation** zeigen (Liu et al. 2022). Trotzdem gibt es auch in Deutschland in den letzten Jahren immer wieder Infektionen, z. B. bei Hunden.

Das **Pseudowutvirus** zeigt eine gewisse genetische Diversität, die bei Vermehrung von Isolaten in verschiedenen geografischen Regionen und Wirten über die Zeit entsteht. Grundsätzlich werden beim Pseudovirus zwei genetische Linien unterschieden (Tan et al. 2021). Das Virus besitzt auch die Fähigkeit zur **Rekombination**. Bei der Pseudowut wurde z. B. in China nachgewiesen, dass neue pathogene Stämme durch Rekombination mit Feldstämmen entstehen (Ye et al. 2016). Ein Beispiel ist eine neue virulentere **Pseudowutvirus-Variante,** die im Jahr 2011 in China entdeckt wurde. In China wurden seit Mitte der 1970er Jahre **Schweineherden** mit einem **Lebendimpfstoff** vor einer Erkrankung geschützt. Als im Jahr 2011 Ausbrüche mit Pseudowut-Fällen in geimpften Schweineherden auftraten, zeigten molekularbiologische Analysen, dass sich die Variante in diversen genetischen Merkmalen von den klassischen Virusstämmen unterschied (Bo und Li 2022). Auf Basis der Sequenzvergleiche wird angenommen, dass die neue Pseudowut-Variante in China u. a. auch durch ein **Rekombinationsereignis** zwischen den beiden genetischen Linien entstanden ist (Tan et al. 2021). Zudem wurden in den letzten Jahren aus China auch vereinzelt die Übertragung auf den Menschen (Zoonose) mit schwerwiegenden Krankheitsverläufen bekannt, die mit zentralnervösen Symptomen einhergehen und mitunter auch tödlich verlaufen (Liu et al. 2022).

Im Gegensatz zur **klassischen Schweinepest,** ist es bei der **Pseudowut** bereits seit längerem gelungen, zwischen Tieren mit Impfung und natürlicher Infektion zu unterscheiden. Dieses Konzept wird als **DIVA** (engl Abk. für: ***D***ifferentiating ***I***nfected from ***V***accinated ***A***nimals) bezeichnet. Dies wurde durch die nachträgliche molekulare Analyse der bestehenden **klassischen Lebendimpfstoffe,** als auch dem Einsatz von **rekombinanten Technologien** (gezielte Veränderung des Impfstamms im Labor) ermöglicht. Die Impfstoffe zeichnen sich dadurch aus, dass ihnen einige der Gene fehlen, die bei virulenten Feldstämmen vorhanden sind. D. h. dass diese Lebendimpfstoffe, die sich auf schwachem Niveau nach Impfung im Gewebe vermehren, einzelne Virusproteine nicht bilden. Pathogene Viren führen nach Infektion aber zur Bildung dieser Proteine. Da der Körper mit seiner Immunantwort Antikörper gegen verschiedene Virusproteine bildet, lassen sich mithilfe von Methoden wie dem ELISA (***E***nzyme-***l***inked ***I***mmuno***s***orbent ***A***ssay) die im Serum enthaltenen verschiedenen Antikörper unterscheiden. Bei nicht infizierten, geimpften Schweinen wird deshalb der Antikörper gegen ein spezifisches Protein des pathogenen Virus nicht nachgewiesen. Bei infizierten, ungeimpften Schweinen hingegen findet man diesen und alle anderen virustypischen Antikörper in der Serumprobe. Diese Impfstoffe werden dann auch **Marker-Impfstoffe** genannt, da sie die DIVA ermöglichen (Freuling et al. 2017; Mettenleiter 2020).

5.4 Afrikanische Schweinepest

Die **Afrikanische Schweinepest** ist eine anzeigepflichtige Tierseuche, die aufgrund des Schadens in Schweineherden, aber auch aufgrund von landesweiten Handelsbeschränkungen im Falle des Nachweises gefürchtet ist. Die Namensähnlichkeit zur **klassischen Schweinepest** ist reiner Zufall, da die Erreger nicht miteinander verwandt sind. Der Erreger ist ein behülltes DNA-Virus aus der Familie der ***Asfariviridae***. Das Virus hat ein sehr großes Genom. Obwohl die Molekularbiologie dieses Virus intensiv erforscht wird, sind viele molekulare Aspekte noch unbekannt, wie z. B. auch der Zellrezeptor, an den das Virus für die anschließende Zellinfektion bindet (Karger et al. 2019). Die Krankheit selbst verläuft schwer mit unspezifischen Symptomen. Auffällig hingegen sind die Blutgefäßschäden, die gut erkennbar die für die Seuche typischen Blutungen im Ohrrand- und Kopfbereich, an den Beinen und der Bauchdecke verursachen (Abb. 5.3). Es gibt verschiedene Stämme des Virus, die sich z. T. erheblich in der Letalität unterscheiden. Die **Fallsterblichkeitsrate** kann jedoch bis zu 100 % betragen (Schulz et al. 2019).

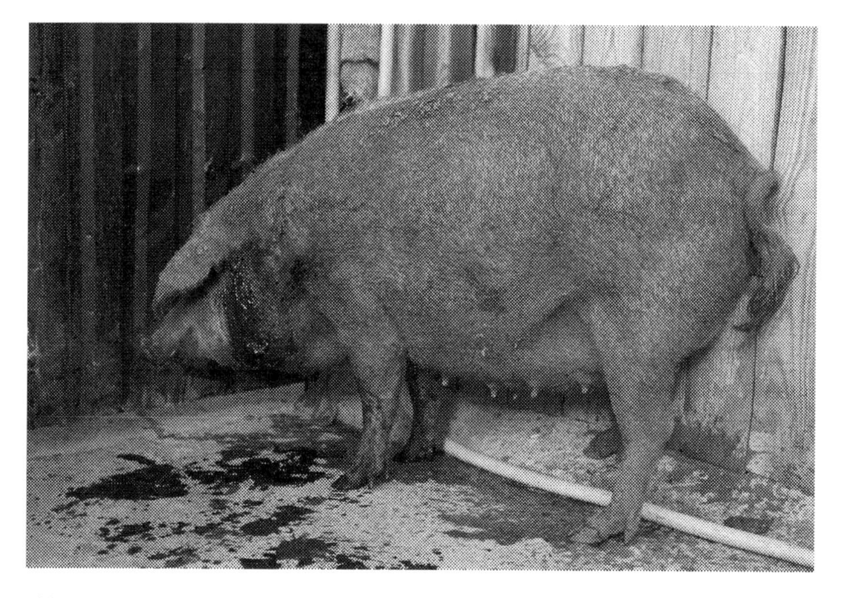

Abb. 5.3 Beispiel für Blutungen, die bei der Afrikanischen Schweinpest auftreten können. (Bildquelle: Adobe Stock, Dateinr.: 198402392)

Das Virus hat ein **schweinespezifisches Wirtsspektrum.** Die Infektion endet für das Haus- und das europäische Wildschwein tödlich. In Afrika erkranken Warzenschweine, Buschschweine und Riesenwaldschweine nur latent und gelten als **Erregerreservoir.** Die **Afrikanische Schweinepest** verbreitet sich rasant im Bestand. Die Verlaufszeiten variieren zwischen Stunden und wenigen Tagen. Es treten aber auch chronische Verläufe über Monate auf (Vogel und Schaub 2021b). Das erkrankte Schwein bleibt während der gesamten Zeit Virusausscheider. Die **Übertragung** in Schweinebeständen erfolgt direkt von Schwein zu Schwein oral oder nasal über Kontakt mit infizierten Tieren, deren Ausscheidungen und Kadaver oder viruskontaminierte Oberflächen (Cwynar et al. 2019; Masur-Panasiuk et al. 2019). In einigen Gebieten kann das Virus auch durch den Stich der virusinfizierten **Lederzecke** übertragen werden (Vogel und Schaub 2021b). Das Virus wird nicht auf den Menschen übertragen.

In den späten 1950er Jahren kam die **Seuche** erstmals nach Europa und breitete sich über mehrere Jahrzehnte in fast ganz Europa aus (Cwynar et al. 2019). Während die Erkrankung in Afrika seit der Entdeckung im frühen 20. Jahrhundert **endemisch** ist, galt sie in den großen europäischen Ländern ab 1995 als ausgerottet. Ab 2007 gab es in Europa wieder Nachweise der Seuche, auch Deutschland blieb nicht verschont, nachdem das Virus im Jahr 2020 trotz umfangreicher Gegenmaßnahmen durch das europäische Wildschwein eingeschleppt worden war (Vogel und Schaub 2021b). Das **Friedrich-Loeffler-Institut** führt eine Übersicht über alle Nachweise in Wildschweinen und Schweinebeständen (FLI 2021).

Ein wesentliches Problem ist die Kombination aus **Wildschweinen** als Träger, dem Krankheitsverlauf und der Stabilität des Virus. Wildschweine können jeden Tag Strecken von 2 bis 10 km zurücklegen und damit zur schnellen Verbreitung führen (Schulz et al. 2019). Infizierte Tiere scheiden das Virus mit verschiedenen Exkreten aus. Die höchste Viruskonzentration liegt im Blut vor, das Virus findet sich aber auch in geringeren Mengen im Speichel, Urin und Kot (Guinat et al. 2016). Dazu ist das Virus unter verschiedenen Bedingungen enorm stabil. In haltbarem Schinken kann das Virus 1 Jahr infektiös bleiben. Ebenso sind Tierkadaver von verendeten Wildschweinen eine **Infektionsquelle,** in der das Virus lange infektiös bleibt, im gefrorenen Zustand sogar für Jahre. Daneben können Tiere im Falle einer überstandenen Erkrankung das Virus noch einige Wochen ausscheiden (Mazur-Panasiak et al. 2019; Chenais et al. 2019). Sofern nur Schweinebestände von einem **Ausbruch** betroffen sind, ist das **„stamping out"** möglich. Bei Zirkulation des Virus in Wildtierpopulationen ist die Situation weitaus schlechter zu kontrollieren (Vogel und Schaub 2021b).

5.5 SADS (Akutes Diarrhoe-Syndrom der Schweine)

Die mit den Coronaviren der α-Gruppe assoziierten Seuchen Transmissible Gastroenteritis (TGE) und Porzine Epizootische Diarrhoe (PES), verursachen die klassischen mit Durchfall einhergehenden Krankheitsbilder der Ferkel und haben inzwischen eine untergeordnete Bedeutung. Im Gegensatz dazu ist das **Akute Diarrhoe-Syndrom** der Schweine **(SADS)** eine tödliche Erkrankung, die von einem neuen Alphacoronavirus (SADS-CoV) verursacht wird. Die Infektionskrankheit brach im Jahr 2016 lokal begrenzt in China aus. Innerhalb kürzester Zeit starben auf vier Schweinebetrieben mehr als 20.000 Ferkel. Die **Sterblichkeitsrate** lag bei 90 % (Wang und Anderson 2019; Cui et al. 2019). Der Ausbruch wurde hermetisch abgeriegelt und so beendet. Das SADS-CoV schaffte es glücklicherweise nicht, sich weiter zu verbreiten, die Gefahr des erneuten Auftretens ist aber weiterhin gegeben. Interessant in diesem Zusammenhang ist die Entstehungsgeschichte. Man fand in der Region fast identische Coronaviren in **Fledermäusen.** Die Ausweitung der Nutztierindustrie läuft in vielen Gegenden der Welt, auch China, um den stark steigenden Nahrungsbedarf decken zu können. Das fortschreitende Eindringen in Wildtierhabitate fördert aber den Kontakt zwischen Tierarten, die sonst getrennt leben und geht mit dem erhöhten Risiko der **Übertragung** auf eine neue Wirtsspezies einher (Vogel und Schaub 2021b). Interessant ist auch, dass dieser Ausbruch in der Guangdong Provinz in China auftrat, die gleiche Region, in der im Jahr 2002 auch das für Menschen gefährliche **SARS-Virus** gefunden wurde.

Mit Blick auf die potenzielle Übertragung der **Coronaviren** von dem Tier auf den Menschen (Zoonose) sieht man immer weiter verkürzende Abstände zwischen den sog. **zoonotischen Spillover.** Das letzte der „normalen" Coronaviren, die beim Menschen regelmäßig Atemwegsinfekte verursachen, ist geschätzt Anfang des 20. Jahrhunderts auf den Menschen übergesprungen. Dann kamen im Jahr 2002, also hundert Jahre später **SARS,** im Jahr 2011 **MERS** (obwohl der Erreger schon vorher in Dromedaren zirkulierte) und Ende des Jahres 2019 **COVID-19,** d. h. in immer kürzeren Abständen. Sofern man den Blick ausweitet und auf einen Zeitstrahl auch die Entstehung tierische Coronaviren abbildet, wird es schon beängstigend. Insgesamt sind z. B. auch drei der sechs bekannten für das Schwein pathogenen Coronaviren in der jüngsten Vergangenheit entstanden (Wang et al. 2019) und alle davon in China, der Hochburg der intensiven Schweinehaltung. Es ist also nur eine Frage der Zeit, wann das nächste pathogene Coronavirus auftaucht. Ein Zeithorizont auf wenige Jahre ist realistischer als in Jahrzehnten zu denken. Bisher gibt es jedoch keine Hinweise auf eine Übertragung von **SADS-CoV** auf den Menschen (Wang und Anderson 2019).

Das **Fledermäuse** selbst zahlreiche Coronaviren beherbergen und maßgeblich an der Übertragung von Coronaviren auf andere Tierarten, direkt oder mit Zwischenüberträgern, ist wissenschaftlich belegt (Corman et al. 2018). Es wird geschätzt, dass in der Natur ständig solche gefährlichen Viren durch genetische Veränderungen in einzelnen **Wildtieren** oder Tierpopulationen entstehen. Diese Viren sterben aber in den meisten Fällen wieder aus, da das Wirtstier nie in Kontakt mit anderen Tieren kommt, für die das neue Virus ausreichend virulent ist. Weiterhin besteht in solchen Fällen kein **Selektionsdruck**, d. h. das neu entstandene gefährliche Virus könnte weitermutieren und dadurch wieder ungefährlich werden. Allerdings nimmt in Gegenden wie China der Handel mit Wildtieren sowie die Expansion in Wildtierhabitate immer weiter zu, wodurch die Gefahr der Entstehung **epidemischer** oder **pandemischer Viren** erhöht wird (Vogel und Schaub 2021b). Obwohl es wegen des Bedarfs und der kulturellen Gegebenheiten schwierig ist, diese Prozesse zu stoppen, gibt es vielleicht doch einen Lichtblick. In China werden immer mehr riesige Komplexe, mehrstöckige Gebäude, für die **Schweinezucht** gebaut. Vielleicht löst dieser Trend das Platzproblem und fördert die Expansion in die „Höhe“ und nicht in die „Breite“, d. h. in die Wildtierhabitate.

Seuchen der Pferde

6

6.1 Übersicht

Pferde werden immer noch in vielen Regionen als Last- und Zugtiere genutzt und nur in sehr geringem Umfang als Fleischlieferant. Die Verbreitung deren Infektionskrankheiten werden durch den interkontinentalen Tiertransport bei Handel und Reitsport, Versand von Samen der Deckhengste und belebte Vektoren wie Mücken und Fliegen begünstigt. Selbst die hier nicht vorgestellte **Pferde-Influenza** wird maßgeblich durch Pferdetransporte ausgelöst, mit zahlreichen Epidemien in den USA, Europa und Asien (Timoney 2014). Die **Afrikanische Pferdepest** und die **Vesikuläre Stomatitis** waren so gefürchtet, dass sie in der früheren Liste A verzeichnet waren.

6.2 Afrikanische Pferdepest

Die anzeigepflichtige **Afrikanische Pferdepest** ist eine hochkontagiöse durch Insekten (Vektoren) übertragene Seuche der Pferde, die innerhalb von Stunden eine Mortalität von bis zu 100 % verursacht. Andere Huftiere wie Esel und Maultiere sind weniger empfindlich und zeigen nur milde Verlaufsformen. Das Virus kann lange in Zebras persistieren. Diese erkranken nur ausnahmsweise und sind daher ein natürliches bedeutsames **Erregerreservoir.** Durch den Transport auf dem Land, See- und Luftweg besteht die große Gefahr, dass die virusinfizierten Vektoren über weite Entfernung verbreitet werden und den Tierbestand in anderen Regionen bedrohen. Bei Auftreten der ersten klinischen Symptome ist unverzüglich der Tierarzt und zuständige Veterinäramt zu informieren, um sofort staatliche Bekämpfungsmaßnahmen gegen die weitere Verbreitung der Krankheit

P. U. B. Vogel und D. E. Rebeski, *Die großen Tierseuchen*, essentials,
https://doi.org/10.1007/978-3-662-67311-9_6

einzuleiten (LAVES 2020b). Aufzeichnungen über die charakteristischen Krankheitssymptome finden sich bereits in einer arabischen Schrift aus dem Jahr 1327. Seit der Erstbeschreibung in Südafrika im Jahr 1719 gab es auf dem afrikanischen Kontinent mindestens zehn **Epidemien** mit bis zu 70.000 toten Pferden (Zientara et al. 2015). Über Jahrhunderte ist die **Seuche** vorwiegend in Teilen von Afrika endemisch, hat aber auch im Orient bis nach Indien Ausbrüche verursacht (LAVES 2020b). Der Epidemie im Nahen Osten und Asien Mitte des 20. Jahrhunderts fielen sogar 300.000 Pferde und verwandte Tierarten zum Opfer. Dieser Ausbruch wurde durch massive **Seuchenbekämpfungsmaßnahmen** inklusive der Schlachtung von Verdachtsfällen und Impfstoffkampagnen in den Gebieten beendet (Dennis et al. 2019). Dabei sind die Kosten für die Eindämmung auch hier beachtlich. Die Bekämpfung der zweiten und letzten Epidemie in Spanien und Portugal in den späten 1980er Jahren verursachte Kosten in Höhe von 30 Mio. US Dollar (Zientara et al. 2015). Die letzte Epidemie in Spanien wurde durch den Import von virusinfizierten aber klinisch unauffälligen Zebras (**Erregerreservoire)** aus Namibia verursacht (Timoney 2014). Seit 1990 sind keine Fälle mehr in Europa aufgetreten. Trotz des begrenzten Verbreitungsgebiets wird diese Seuche aus wirtschaftlichen Gesichtspunkten als die meist gefürchtetste Pferdeerkrankung angesehen. So ist es nicht verwunderlich, dass die in Afrika seit Jahrhunderten immer wieder aufgetretene Pferdepest, ähnlich wie die **Rinderpest** weltweit, die Anfänge der **wissenschaftlichen Veterinärmedizin** zur Bekämpfung von Tierseuchen vorantrieben (Dennis et al. 2019).

Diese Erkrankung wird durch ein Orbivirus aus der Familie der ***Reoviridae*** verursacht. Dies sind **RNA-Viren,** deren Genom recht übersichtliche 7 strukturelle Proteine kodiert. Das Virus besitzt keine Plasmamembranhülle, sondern besteht aus einem **Kapsid,** bei dem mehrere Proteinschichten die im Innern gelegene RNA umgeben. Die RNA ist in diesem Fall doppelsträngig und auf 10 Stränge aufgeteilt. Das **Afrikanische Pferdepest-Virus** unterscheidet 9 Serotypen, d. h. die Oberflächenproteine verschiedener Viruslinien können von spezifischen Antikörpern differenziert werden. Neben dem **„Reassortment“** treten auch Rekombinationsereignisse auf. Beim **Sequenzvergleich** einer großen Anzahl pathogener Wildtyp-Viren wurden bei einigen Isolaten rekombinierte Gensequenzen gefunden, die von Wildtyp-Viren und dem attenuierten Impfstoffvirus stammten (Ngoveni et al. 2019).

Wie bereits eingangs beschrieben ist die **Afrikanische Pferdepest** eine durch Insekten übertragende Seuche der Pferde. Die Übertragung erfolgt insbesondere durch blutsaugende **Stechmückenspezies** der Familien Culicoides, Culex, Anopheles und Aedes. Diese **Vektoren** übertragen auch **Arboviren,** wie z. B. das **Schmallenberg**- und **Blauzungen-Virus** (Gnitzen) oder das **West Nil-Virus** und **Dengue-Virus** beim Menschen (Stechmücken). Ein Charakteristikum dieser Krankheiten ist, dass sie in gemäßigten Gebieten meist ein **saisonales Muster** aufweisen, da Gnitzen und Mücken im Winter kaum aktiv sind (Vogel und Schaub 2021b). Die Abhängigkeit der Erreger der **Afrikanischen Pferdepest** von Vektoren, die besonders gut an die klimatischen Bedingungen der tropischen und subtropischen Regionen angepasst sind, hat auch dazu beigetragen, dass die Krankheit in den letzten Jahrhunderten in vielen Gebieten nicht „Fuß gefasst" hat. Allerdings trägt die globale Erwärmung zur Ausdehnung des Verbreitungsgebiets der Vektoren nach Norden bei, was auch das Risiko für die afrikanische Pferdepest in neuen Gebieten erhöht (Dennis et al. 2019). Zusätzlich spielen weitere Faktoren eine Rolle, z. B. ein verstärkter Niederschlag oder ausgedehntere Regenfallperioden, die zu einem massiven Anstieg der **Vektorpopulationen** führen können. Diese Effekte werden auch durch den Klimawandel verursacht (Timoney 2014).

Während des Stichvorgangs wird das Virus mit dem Speichel inokuliert. Die **Inkubationszeit** beträgt 1–2 Wochen. Es werden vier klassische Krankheitsverläufe der Afrikanischen Pferdepest unterschieden (akute und perakute Lungenform, subakute und chronische Form) unterschieden. Bei der **perakut** verlaufenden **Lungenform** verenden bis zu 100 % der infizierten Pferde innerhalb von Stunden häufig durch Ersticken. Die hochempfänglichen Pferde zeigen hohes Fieber, Muskelzittern, Krämpfe, Herzrasen und hochfrequente Atmung. Dieses hochdramatische Seucheneschehen wird typischerweise bei Epidemien beobachtet (OIE 2019). Kranke Pferde werden isoliert unter **Quarantänebedingungen** gehalten (Abb. 6.1).

Da der interkontinentale Handel mit Pferden ein bedeutendes Risiko für die Verbreitung ist, müssen Export-Maßnahmen der **Welttiergesundheitsbehörde WOAH** strikt befolgt werden. Unter anderem muss nachgewiesen werden, dass die Pferde nach mehrwöchiger Aufstallung unter Quarantäne keine Antikörper gegen den Erreger gebildet haben (Zientara et al. 2015). Im Falle eines Ausbruchs stehen verschiedene Bekämpfungsmaßnahmen zur Verfügung. Dazu zählen die Isolation von Fällen oder Verdachtsfällen, die Bekämpfung der lokalen Insektenüberträger, z. B. durch Pestizide, **Impfungen** oder auch die **Schlachtung** von infizierten Tieren (Zientara et al. 2015). In Deutschland sind die Maßnahmen in „Leitlinien für die Bekämpfung der Pferdepest" vom 12.08.1993 geregelt (LAVES 2020b).

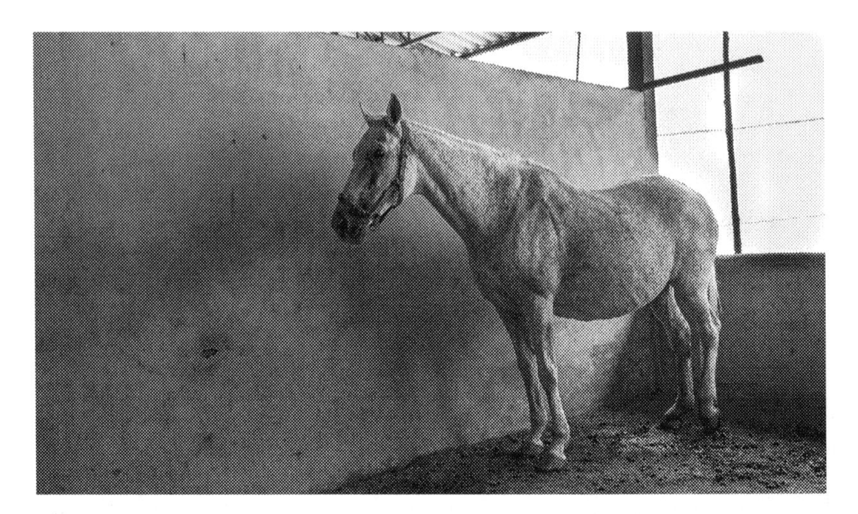

Abb. 6.1 Beispiel für ein isoliertes Pferd, das an der afrikanischen Pferdepest leidet. (Bildquelle: Adobe Stock, Dateinr.: 342952169)

6.3 Vesikuläre Stomatitis

Die **Vesikuläre Stomatitis** ist eine in Deutschland anzeigepflichtige virale Seuche der Pferde, Rinder und Schweine. Außerdem ist die Krankheit von dem Tier auf den Menschen übertragbar (**Zoonose**). Das **Vesikuläre Stomatitis Virus (VSV)** gehört zur Virusfamilie der ***Rhabdoviridae.*** Es ist behüllt und trägt einen einzelsträngigen **RNA-Strang** als Erbinformation (Rozo-Lopez et al. 2018). Das VSV kommt in 4 Serotypen mit unterschiedlicher Virulenz vor (de Oliveira et al. 2021).

Das Virus zirkuliert in den feucht-warmen Regionen Zentral- und Südamerikas endemisch. Von dort wird es immer wieder in andere Gebiete eingeführt (Rozo-Lopez et al. 2018). Zum Beispiel treten in Abständen von 5–10 Jahren ausgehend von Mittelamerika Ausbrüche in den USA auf (Rozo-Lopez et al. 2022). Das Virus kann durch direkten Kontakt von Tier zu Tier und indirekt durch das Verfüttern von Küchenabfällen und Fleischprodukten übertragen werden. Als Überträger gelten auch **Sandmücken** der Gattung *Lutzomyia* oder **blutsaugende Fliegenarten** (de Oliveira et al. 2021). Dafür spricht das vermehrte Auftreten der Seuche in der Regenzeit. Die Sandmücken übertragen in der Region auch andere Infektionskrankheiten, wie z. B. einzellige Parasiten, die die verschiedenen Krankheitsformen der **Leishmaniosen** verursachen (Schaub et al. 2016). Zum Beispiel wurde bei einem **Ausbruch** im Bundesstatt Wyoming, USA, in den dort am und im Stall gefangenen **Kriebelmücken** labordiagnostisch ein Virusgenom nachgewiesen, dass mit 100 % die gleiche Sequenz hatte, wie das Virus, dass aus dem ersten erkrankten Pferd stammte (Drolet et al. 2021).

Das Virus wird mit dem Speichel und Bläschenmaterial übertragen. Es infiziert die Schleimhäute der Atem- und Verdauungswege. Nach etwa 24 h zeigen die Tiere Fieber und eine verringerte Fresslust. Auffällig ist ein vermehrter Speichelfluss aufgrund der Ausbildung schmerzhafter Entzündungen in der Schleimhaut der Maulhöhle. Außerdem sind Hautläsionen an Euter, Klauen und Hufen sichtbar. Innerhalb einer Woche heilt die **Seuche** ohne nennenswerte **Sterblichkeitsrate** ab. Allerdings verursachen die verminderte Futteraufnahme und die häufig auftretenden Sekundärinfektionen an Euter, Klauen und Hufen Einbußen der Milch- und Fleischleistung. Die **Vesikuläre Stomatitis** ist klinisch von der gefürchteten in Südamerika endemisch und in der Regel mit milden Symptomen auftretenden **Maul- und Klauenseuche** nicht zu unterscheiden (de Oliveira et al. 2021). Aus diesem Grund werden bei bestätigten Fällen der Vesikuläre Stomatitis scharfe Sanktionen umgesetzt, die hohe Kosten verursachen. Die Kosten zur Eindämmung von Ausbrüchen werden z. B. in den USA speziell bei Nutzvieh mit 100–200 US$ pro Tier beziffert (Rozo-Lopez et al. 2018).

Das **VSV** wird ähnlich wie das **NDV** (siehe Abschn. 3.2) auch als Grundgerüst bei der Entwicklung von Vektorimpfstoffen eingesetzt, z. B. auch bei einigen der frühen Projekte zur Entwicklung eines Impfstoffs gegen COVID-19. Der erste **Ebola-Impfstoff** basiert auf diesem Vektorvirus, das ein wichtiges Ebola-Protein auf seiner Virushülle trägt. Dieser Impfstoff, rVSV-ZEBOV genannt, erhielt im Jahr 2019 die Zulassung (Vogel 2020b). Daneben wird VSV ebenfalls im Bereich der onkolytischen Virotherapie als therapeutisches Mittel gegen Tumore erforscht (Zhang und Nagalo 2022).

6.4 Virusinfektionen des Pferdes mit zentralnervösem Befall

Es gibt bei Pferden eine Reihe von Virusinfektionen, die hauptsächlich das Zentralnervensystem befallen und häufig tödlich verlaufen. Hierzu gehören z. B. das **Tollwut-Virus, Pferde-Herpesvirus**, **West-Nil-Virus** oder das **Borna-Virus** (Vogel und Schaub 2021b). Die der Virusfamilie der*Togaviridae* zugeordneten Alphaviren ***W*estern *E*quine *E*ncephalomyelitis *V*irus (WEEV), *Ea*stern *E*quine *E*ncephalomyelitis (EEEV)** und ***V*enezuelan *E*quine *E*ncephalomyelitis *V*irus (VEEV)** werden durch verschiedene Stechmücken übertragen und verursachen bei Pferden Gehirn-Rückenmark-Entzündungen. Die **Virusstruktur** einiger dieser Viren ist in Abb. 6.2 gezeigt. Nach einer Inkubationszeit von 1 bis 3 Tagen verlaufen Infektionen mit WEEV häufig klinisch unauffällig, obwohl die Sterblichkeitsrate bis zu 30 % betragen kann. Infektionen mit EEEV verursacht die schwerste Form der Erkrankung und verzeichnet Sterblichkeitsraten von bis zu 90 % in weniger als 1 Woche. Die Pferde können perakut innerhalb weniger Stunden versterben (Zacks und Paessler 2010). Akute und subakute Verläufe gehen mit Fieber und zentralnervösen Störungen wie z. B. Krämpfen, Paralysen, hundesitzartiger Stellung, Schlafsucht bis zum Exitus einher. In den Verbreitungsgebieten verursachen diese Viren gefürchtete **Zoonosen,** deren Häufigkeit meist mit dem Auftreten von Seuchenzügen zunimmt. VEEV zählt zu den wichtigsten Infektionserregern für Pferde in Mexiko, Zentral- und Südamerika. Eine Epidemie führte zu einem Verlust von 100.000 Pferden und Erkrankungen bei 250.000 Menschen (Zoonose). In vielen Fällen (Ausnahme VEEV) sind Pferde für Alphaviren ein **Fehlwirt,** d. h. sie zirkulieren nur zwischen Mücken und Vögeln oder Nagetieren (Zacks und Paessler 2010). In endemischen Regionen sind Inaktivatimpfstoffe und Lebendimpfstoffe für die direkte Bekämpfung verfügbar. Des Weiteren wird die Trockenlegung von Feuchtgebieten und der Einsatz von Insektiziden zur Bekämpfung der Stechmücken verfolgt.

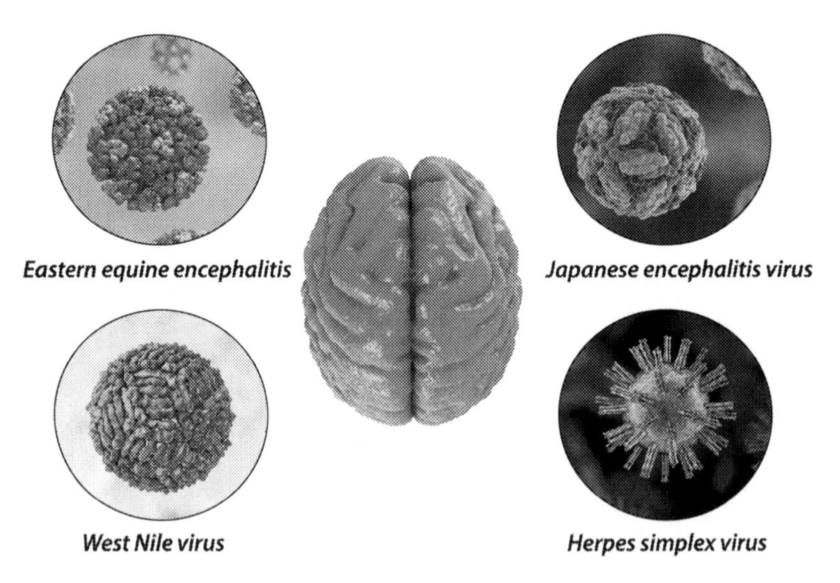

Abb. 6.2 Virusstruktur einiger Viren, die beim Pferd teils tödliche Infektionen des Zentralnervensystems verursachen. (Bildquelle: Adobe Stock, Dateinr.: 350326043)

7 Virale Tierseuchen: Zusammenfassung und Ausblick

Es gibt eine Vielzahl von viralen, bakteriellen und parasitären Erregern, die **Nutztiere** infizieren. Wir haben in diesem Essential eine Auswahl von viralen **Infektionskrankheiten** von Rindern, Schafen, Ziegen, Geflügel, Schweinen und Pferden, kennengelernt. Diese Viren gehören zu verschiedenen **Virusfamilien,** die teils unterschiedliche Strategien nutzen, um fortzubestehen. Dabei reicht die Spanne von Viren, die keine tödlichen Erkrankung verursachen bis hin zu Viren, die **Sterblichkeitsraten** bis zu 100 % verursachen.

Tierseuchen haben in früheren Jahrhunderten einen enormen Einfluss auf gesundheitliche, wirtschaftliche und soziale Aspekte der Gesellschaft gehabt. Durch die Unkenntnis von Erreger und Übertragung schafften es selbst Krankheiten, die sich nur langsam ausbreiten, maximalen Schaden anzurichten. Während einige der Seuchen über die Jahrhunderte wüteten, zeigten sich andere Krankheiten erst zu Zeiten, in denen es eine immer stärkere **Industrialisierung** der Nutztierhaltung gab, mit Zentralisierung und zunehmenden Bestandsgrößen. Dies erhöht das Schadensausmaß, wenn es zum Eintrag eines Erregers kommt. Die hohen **Bestandsdichten** und die kontrollierte Haltung in Ställen werden u. a. durch tierartspezifische Nahrungsergänzungsprodukten, **Antibiotika** und **Impfstoffe** ermöglicht. Zusätzlich vermindern kluges **Stallmanagement** und umfassende **Hygienemaßnahmen** den direkten Eintrag des Erregers durch Atemluft und den indirekten Eintrag durch Insekten, kontaminiertes Futter und kontaminierte Oberflächen von Gegenständen wie z. B. Geräte und Kleidung. Eine schlechtes Stallklima mit unzureichender Temperatur, Feuchtigkeit, Luftwechselrate und Staub und andere Verunreinigungen wie z. B. erhöhtem Ammoniakgehalt schwächen das Immunsystem nachhaltig, was zu einem verminderten Impferfolg und einer generell höheren Empfänglichkeit für Krankheiten führt.

Weiterhin erhöht eine hohe **Bestandsdichte** auch das Risiko, dass Erreger auf niedrigem Niveau im Bestand zirkulieren, wenn die eingesetzten Impfstoffe

P. U. B. Vogel und D. E. Rebeski, *Die großen Tierseuchen*, essentials,
https://doi.org/10.1007/978-3-662-67311-9_7

vor Krankheitssymptomen schützen aber keine **sterile Immunität** erzeugen. Ein Verbleib von Erregern im Bestand droht auch durch ungeimpfte Tiere, da die **Massenapplikation** einiger Impfstoffe u. a. dazu führt, dass nicht jedes einzelnes Tier, gerade rangniedrige Tiere, die ausreichende Menge des Impfstoffs aufnimmt oder bei denen die Immunantwort unzureichend ausgebildet ist. Das bewirkt eine Impflücke, die vor dem Hintergrund der angestrebten **Herdenimmunität** vernachlässigbar ist, bedeutet aber, dass empfängliche Tiere vorhanden sind. Es gibt einige Viren, die sich so im Bestand vermehren können und gelegentlich durch genetische Rekombination und Reassortment **höhervirulente Varianten** hervorbringen. Daneben kann der unkontrollierte **Tierhandel** und **-transport** in solchen Fällen dazu führen, das die neu aufgestallten Tiere **Ausbrüche** in neuen Herden verursachen.

Grundsätzlich werden die Nutztiergruppen durch den Einsatz von **Impfstoffen** gegen die viele wichtige Infektionskrankheiten gut geschützt. In einigen Fällen wird die Impfung verboten. Dies hat den Vorteil, dass der Eintrag neuer Erreger sofort festgestellt werden kann, ohne das Risiko, dass der Erreger in geimpften Herden unbemerkt zirkuliert. Hierbei sind aber **Präventivmaßnahmen** notwendig. Dazu gehört ein internationales Monitoring von Tierseuchen mit entsprechenden **Handelsrestriktionen** in Ländern, die Tiere und Tierprodukte exportieren. Dadurch werden seltene **Infektionsquellen** kontrolliert. Illegaler Tierhandel kann diese Maßnahmen jedoch unterwandern und zu **Ausbrüchen** in neuen Gebieten führen.

Sofern ein **Ausbruch** stattfindet, gibt es Notfallpläne zur **Seuchenbekämpfung,** die quasi aus der Schublade gezogen werden. Die Keulung von Tieren, die Einrichtung von Schutz- und Beobachtungszonen gehört zum Maßnahmenkatalog, auch **Impfungen**von anderen Herden kann ein Mittel sein. Hiermit soll ein Ausbruch früh im Keim erstickt werden. Diese Art der Seuchenbekämpfung ist zwar kostspielig, war aber in der Vergangenheit sehr erfolgreich. Schwierig wird es, wenn die Gefahr nicht auf örtlich begrenzten Farmen lauert, sondern dazwischen. Einige Viren haben ein breiteres Wirtsspektrum und können auch Wildtiere infizieren. Diese **Reservoire** werden häufig nicht krank, scheiden das Virus aber häufig über Sekrete aus. In solchen Fällen wird die Lage schnell unübersichtlich, da Vorgänge in der Wildbahn schwer einzugrenzen sind. Zum Beispiel hat sich beim Auftreten der **Afrikanischen Schweinepest** in Deutschland gezeigt, dass der Eintrag über Wildschweine vermutlich schon Monate zuvor stattfand. Beim typischen Bewegungsradius von Wildschweinen ergeben sich in Wochen und Monaten zahlreiche Möglichkeiten der Virusverbreitung.

Daneben gibt es noch weitere Möglichkeiten, wie die Übertragung durch belebte **Vektoren**, wie z. B. Mücken und Zecken. Mückenpopulationen findet man sehr oft in der Nähe von Tierställen, da sie dort ideale Bedingungen für ihre Vermehrung vorfinden. Im Falle von Tierseuchen-**Ausbrüchen** können die ursächlichen Mückenpopulationen lokal erfolgreich bekämpft werden, überregional sind sie kaum unter Kontrolle zu halten. **Arboviren,**, die über Mücken übertragen werden, sind zwar genetisch nicht ganz so variabel wie andere Viren, da sie optimal an zwei wechselnden Mikroumgebungen (Nutztier und Insekt) angepasst sein müssen und bringen aus diesem Grund nur selten neue pandemische Varianten hervor. Trotzdem erschwert die Übertragung durch Vektoren die Bekämpfung von Ausbrüchen. Weiterhin kommen die Effekte des **Klimawandels** dazu, die durch die globale Erwärmung zur Ausdehnung der Lebensräume der Vektoren führen, wodurch Infektionskrankheiten in neuen Gebieten endemisch werden können.

Die **genetische Variation** von Viren stellt auch eine Herausforderung für die **Impfstoffentwicklung** dar. Bei Auftreten neuer Varianten kann die **Wirksamkeit** der zugelassenen **Impfstoffe** reduziert sein, was die Adaption der Impfstoffe notwendig macht. Dieser Prozess ist langwierig und kostspielig. Zum Beispiel verändern sich **Influenza-Viren** ständig über verschiedene genetische Prozesse, was zum Entstehen gefährlichen Influenza-Stämmen beiträgt. Eine Alternative bietet die Herstellung **autogener Impfstoffe,** eine Herstellungstechnologie, die innerhalb von 6–8 Wochen auf lokal oder zeitlich begrenzte oder neue Erreger-Varianten reagieren kann.

Der **Wachstumstrend** der landwirtschaftlichen **Nutztierhaltung** wird kontinuierlich weitergehen, da dies durch den steigenden Bedarf an tierischen Proteinen für die **Nahrungsversorgung** von Milliarden Menschen notwendig ist. Ein weiteres Risiko ist die damit verbundene Erschließung neuer Gebiete, in denen Weideflächen angelegt oder Nutztierfarmen gebaut werden. Dies führt zu einem fortschreitenden Eindringen in Wildtierhabitate und erhöht das Kontaktrisiko zwischen Menschen, Nutztierbestand und Wildtier. Dies erhöht das Risiko von **zoonotischen Spillovers**. Der Fall des **Coronavirus SADS** hat vor einigen Jahren gezeigt, welche potenziell Gefahren darin lauern. Dieser Fall ist glimpflich ausgegangen. Sofern die frühen **Eindämmungsmaßnahmen** jedoch nicht greifen, können hierdurch katastrophale Konsequenzen für die weltweite Nutztierhaltung und damit die Nahrungsversorgung der Menschheit resultieren.

Was Sie aus diesem *essential* mitnehmen können

- Die Intensiv-Tierhaltung hat vor dem Hintergrund des Wachstums der Weltbevölkerung eine immer größere Bedeutung bei der Versorgung mit tierischem Protein
- Viele virale Tierseuchen sind in vielen Gebieten der Erde endemisch und werden durch staatliche und international koordinierte Bekämpfungsmaßnahmen und Handelsrestriktionen unter Kontrolle gehalten
- Die sich verändernden klimatischen Bedingungen begünstigen die Ausbreitung von subtropischen und tropischen Infektionskrankheiten auch in gemäßigten Zonen
- Neue Virusvarianten können massive Ausbrüche verursachen
- Das zunehmende Eindringen des Menschen und Nutztiere in Lebensräume von Wildtieren und das Wachstum der Bestandsdichte gehen mit Risiken zoonotischer Ereignisse einher

P. U. B. Vogel und D. E. Rebeski, *Die großen Tierseuchen*, essentials,
https://doi.org/10.1007/978-3-662-67311-9

Literatur

Abu-El-Saad AA, Abdel-Moneim AS (2005) Modulation of macrophage functions by sheeppox virus provides clues to understand interaction of the virus with host immune system. Virol J 22(2):22. https://doi.org/10.1186/1743-422X-2-22

Afonso CL (2021) Virulence during newcastle disease viruses cross species adaptation. Viruses 13:110. https://doi.org/10.3390/v13010110

Ahaduzzaman M (2020) Peste des petits ruminants (PPR) in Africa and Asia: A systematic review and meta-analysis of the prevalence in sheep and goats between 1969 and 2018. Vet Med Sci 6:813–833. https://doi.org/10.1002/vms3.300

BfT (2021) Tierseuchen verursachen große Schäden. https://www.bft-online.de/pressemitteilungen/tierseuchen-verursachen-grosse-schaeden. Zugegriffen: 28. Febr 2022

Bo Z, Li X (2022) A review of pseudorabies virus variants: genomics, vaccination, transmission, and zoonotic potential. Viruses 14:1003. https://doi.org/10.3390/v14051003

Bouvier NM, Palese P. The biology of influenza viruses. Vaccine 26: D49–53. https://doi.org/10.1016/j.vaccine.2008.07.039

Bowden TR, Babiuk SL, Parkyn GR et al (2008) Capripoxvirus tissue tropism and shedding: A quantitative study in experimentally infected sheep and goats. Virology 371:380–93. https://doi.org/10.1016/j.virol.2007.10.002

Cavirani S (2008) Cattle industry and zoonotic risk. Vet Res Commun 32:S19– S24. https://doi.org/10.1007/s11259-008-9086-2

Corman VM, Muth D, Niemeyer D et al (2018) Hosts and sources of endemic human coronaviruses. Adv Virus Res 100:163–188. https://doi.org/10.1016/bs.aivir.2018.01.001

Cui J, Li F, Shi ZL (2019) Origin and evolution of pathogenic coronaviruses. Nat Rev Microbiol 17:181–192. https://doi.org/10.1038/s41579-018-0118-9

Czeglédi A, Ujvári D, Somogyi E et al (2006) Third genome size category of avian paramyxovirus serotype 1 (Newcastle disease virus) and evolutionary implications. Virus Res 120:36–48. https://doi.org/10.1016/j.virusres.2005.11.009

Cwynar P, Stojkov J, Wlazlak K (2019) African swine fever status in Europe. Viruses 11:310. https://doi.org/10.3390/v11040310

de Oliveira AM, Laguardia-Nascimento M, Sales ML et al (2021) Outbreaks of vesicular stomatitis in Brazil caused by a distinct lineage of alagoas vesiculovirus. Braz J Microbiol 52:1637–1642. https://doi.org/10.1007/s42770-021-00537-9

P. U. B. Vogel und D. E. Rebeski, *Die großen Tierseuchen*, essentials, https://doi.org/10.1007/978-3-662-67311-9

Dennis SJ, Meyers AE, Hitzeroth II et al (2019) African Horse Sickness: a review of current understanding and vaccine development. Viruses 11:844. https://doi.org/10.3390/v11090844

Dong B, Zarlenga DS, Ren X (2014) An overview of live attenuated recombinant pseudorabies viruses for use as novel vaccines. J Immunol Res 2014:824630. https://doi.org/10.1155/2014/824630

Drolet BS, Reeves WK, Bennett KE et al (2021) Identical viral genetic sequence found in black flies (Simulium bivittatum) and the equine index case of the 2006 U.S. vesicular stomatitis outbreak. Pathogens 10:929. https://doi.org/10.3390/pathogens10080929

Düx A, Lequime S, Patrono LV et al (2020) Measles virus and rinderpest virus divergence dated to the sixth century BCE. Science 368:1367–1370. https://doi.org/10.1126/science.aba9411

Edwards S, Fukushob A, LefeÁvre PC et al (2000) Classical swine fever: the global situation. Veterinary Microbiology 73:103–119. https://doi.org/10.1016/s0378-1135(00)00138

EFSA Panel on Animal Health and Welfare (AHAW), Nielsen SS, Alvarez J et al (2021) Assessment of the control measures of the category A diseases of animal health law: sheep and goat pox. EFSA J 19:e06933. https://doi.org/10.2903/j.efsa.2021.6933

Enserink M (2007) Biosecurity. U.K. labs suspected as source of foot-and-mouth outbreak. Science. 317:732. https://doi.org/10.1126/science.317.5839.732

Europäisches Parlament (2002) BERICHT zur Bekämpfung der Maul- und Klauenseuche in der Europäischen Union im Jahr 2001 und zu künftigen präventiven Maßnahmen zur Vermeidung und Bekämpfung von Tierseuchen in der Europäischen Union 2002/2153 (INI)) Teil 1: Entschließungsantrag Teil 2: Begründung. https://www.europarl.europa.eu/doceo/document/A-5-2002-0405_DE.html?redirect. Zugegriffen: 11.März 2023

Fehr AR, Perlman S (2015) Coronaviruses: an overview of their replication and pathogenesis. Methods Mol Biol 1282:1–23. https://doi.org/10.1007/978-1-4939-2438-7_1

FLI (2021) Afrikanische Schweinepest. https://www.fli.de/de/aktuelles/tierseuchengeschehen/afrikanische-schweinepest/. Zugegriffen: 18. Nov 2022

FLI (2022) Aviäre Influenza (AI)/Geflügelpest. https://www.fli.de/de/aktuelles/tierseuchengeschehen/aviaere-influenza-ai-gefluegelpest/#:~:text=Risikoeinsch%C3%A4tzung%2C%2026.04.2021,von%20HPAIV%20des%20Subtyps%20H5. Zugegriffen: 13. Dez 2022

Freuling CM, Müller TF, Mettenleiter TC (2017) Vaccines against pseudorabies virus (PrV). Vet Microbiol 206:3–9. https://doi.org/10.1016/j.vetmic.2016.11.019

Ganar K, Das M, Sinha S, Kumar S (2014) Newcastle disease virus: current status and our understanding. Virus Res 12(184):71–81. https://doi.org/10.1016/j.virusres.2014.02.016

Ganges L, Crooke HR, Bohórquez JA et al (2020) Classical swine fever virus: the past, present and future. Virus Res 289:198151. https://doi.org/10.1016/j.virusres.2020.198151

Globig A, Staubach C, Sauter-Louis C et al (2018) Highly pathogenic avian influenza H5N8 clade 2.3.4.4b in Germany in 2016/2017. Front Vet Sci 4:240. https://doi.org/10.3389/fvets.2017.00240

Grubman MJ, Baxt B (2004) Foot-and-mouth disease. Clin Microbiol Rev 17:465–93. https://doi.org/10.1128/CMR.17.2.465-493.2004

Hayama Y, Shimizu Y, Murato Y et al (2020) Estimation of infection risk on pig farms in infected wild boar areas-Epidemiological analysis for the reemergence of classical swine fever in Japan in 2018. Prev Vet Med 175:104873. https://doi.org/10.1016/j.prevetmed.2019.104873

Held J (2018) StIKo Vet: Impfung von Hobbygeflügel gegen die Newcastle-Krankheit. https://www.wir-sind-tierarzt.de/2018/06/stiko-vet-impfung-von-hobbygefluegel-gegen-die-newcastle-krankheit/#:~:text=StIKo%20Vet%3A%20Impfung%20von%20Hobbygefl%C3%BCgel%20gegen%20die%20Newcastle%2DKrankheit,-Titelseite%20der%20STiKo&text=Die%20Impfung%20von%20H%C3%BChnern%20und,Veterin%C3%A4rmedizin%20beschreibt%20das%20optimale%20Impfschema. Zugegriffen: 13. Dez 2022

Hu Z, Ni J, Cao Y, Liu X et al (2020) Newcastle disease virus as a vaccine vector for 20 years: a focus on maternally derived antibody interference. Vaccines (Basel) 8:222. https://doi.org/10.3390/vaccines8020222

Huang F, Dai C, Zhang Y et al (2022) Development of molecular mechanisms and their application on oncolytic newcastle disease virus in cancer therapy. Front Mol Biosci 9:889403. https://doi.org/10.3389/fmolb.2022.889403

Jamal SM, Belsham GJ. Foot-and-mouth disease: past, present and future. Vet Res 44:116. https://doi.org/10.1186/1297-9716-44-116

Jawerth N (2019) Global strategy to fight global ruminant pest uses nuclear techniques. https://www.iaea.org/newscenter/news/global-strategy-fight-global-ruminant-pest-uses-nuclear-techniques. Zugegriffen: 3. März 2023

Karger A, Pérez-Núñez D, Urquiza J et al (2019) An update on African swine fever virology. Viruses 11:864. https://doi.org/10.3390/v11090864

Kim SH, Samal SK (2019) Innovation in newcastle dsease virus vectored avian influenza vaccines. Viruses 11:300. https://doi.org/10.3390/v11030300

Lardinois A, Steensels M, Lambrecht B et al (2012) Potency of a recombinant NDV-H5 vaccine against various HPAI H5N1 virus challenges in SPF chickens. Avian Dis 56:928–36. https://doi.org/10.1637/10173-041012-ResNote.1

LAVES (2020a) Maul- und Klauenseuche. https://tierseucheninfo.niedersachsen.de/startseite/anzeigepflichtige_tierseuchen/klauentiere/maul_und_klauenseuche/maul_und_klauenseuche/maul-und-klauenseuche-mks-21655.html. Zugegriffen: 15. Dez 2022

LAVES (2020b) Afrikanische Pferdepest. https://tierseucheninfo.niedersachsen.de/anzeigepflichtige_tierseuchen/pferdeseuchen/afrikanische_pferdepest/afrikanische-pferdepest-african-horse-sickness-21710.html. Zugegriffen: 12. Dez 2022

LAVES (2021) Lumpy skin Krankheit. https://tierseucheninfo.niedersachsen.de/startseite/anzeigepflichtige_tierseuchen/klauentiere/lumpy_skin_krankheit/lumpy-skin-krankheit-191556.html. Zugegriffen: 12. Sept 2022

LAVES (2022) Pockenseuche der Schafe und Ziegen. https://tierseucheninfo.niedersachsen.de/startseite/anzeigepflichtige_tierseuchen/klauentiere/pockenseuche_schafe_ziegen/pockenseuche-der-schafe-und-ziegen-217233.html. Zugegriffen: 17. Dez 2022

Li F, Li B, Niu X et al (2022) The development of classical swine fever marker vaccines in recent years. Vaccines (Basel) 10:603. https://doi.org/10.3390/vaccines10040603

Liang Z, Yao K, Wang S et al (2022) Understanding the research advances on lumpy skin disease: a comprehensive literature review of experimental evidence. Front Microbiol 13:1065894. https://doi.org/10.3389/fmicb.2022.1065894

Liu Q, Kuang Y, Li Y et al (2022) The epidemiology and variation in pseudorabies virus: a continuing challenge to pigs and humans. Viruses 14:1463. https://doi.org/10.3390/v14071463

Mazur-Panasiuk N, Żmudzki J, Woźniakowski G (2019) African swine fever virus – persistence in different environmental conditions and the possibility of its indirect transmission. J Vet Res 63:303–310. https://doi.org/10.2478/jvetres-2019-0058

Mettenleiter TC (2020) Aujeszky's disease and the development of the marker/DIVA vaccination concept. Pathogens 9:563. https://doi.org/10.3390/pathogens9070563

Morens DM, Taubenberger JK (2018) The mother of all pandemics is 100 years old (and going strong)! Am J Public Health 108:1449–1454. https://doi.org/10.2105/AJPH.2018.304631

Moss WJ, Strebel P (2011) Biological feasibility of measles eradication. J Infect Dis 204:S47–53. https://doi.org/10.1093/infdis/jir065

Moura VM, Susta L, Cardenas-Garcia S et al (2016) Neuropathogenic capacity of lentogenic, mesogenic, and velogenic newcastle disease virus strains in day-old chickens. Vet Pathol 53:53–64. https://doi.org/10.1177/0300985815600504

Müller U, Vogel P, Alber G et al. (2008) The innate immune system of mammals and insects. In: Egesten A, Schmidt A, Herwald H (Hrsg) Contributions to microbiology, 15:21–44. Karger, Basel. https://doi.org/10.1159/000135684

Najimudeen SM, Hassan HMS, Cork CS et al (2020) Infectious bronchitis coronavirus infection in chickens: multiple system disease with immune suppression. Pathogens 9:779. https://doi.org/10.3390/pathogens9100779

Namazi F, Khodakaram TA (2021) Lumpy skin disease, an emerging transboundary viral disease: a review. Vet Med Sci 7:888–896. https://doi.org/10.1002/vms3.434

Ngoveni HG, van Schalkwyk A, Koekemoer JJO (2019) Evidence of intragenic recombination in african horse sickness virus. Viruses 11(7):654. https://doi.org/10.3390/v11070654

OIE (2018) Chapter 2.3.2: avian infectious bronchitis. https:// https://www.woah.org/fileadmin/Home/eng/Health_standards/tahm/3.03.02_AIB.pdf. Zugegriffen: 28. Jan 2023

OIE (2019) Chapter 3.6.1. African horse sickness (infection with African horse sickness virus. https://www.woah.org/fileadmin/Home/eng/Health_standards/tahm/3.06.01_AHS.pdf. Zugegriffen: 11. März 2023

Paton DJ, Di Nardo A, Knowles NJ et al (2021) The history of foot-and-mouth disease virus serotype C: the first known extinct serotype? Virus Evol 7:veab009. https://doi.org/10.1093/ve/veab009

Pedersen JC, Senne DA, Woolcock PR et al (2004) Phylogenetic relationships among virulent Newcastle disease virus isolates from the 2002–2003 outbreak in California and other recent outbreaks in North America. J Clin Microbiol 42:2329–34. https://doi.org/10.1128/JCM.42.5.2329-2334.2004

Postel A, Nishi T, Kameyama KI et al (2018) Reemergence of classical swine fever, Japan, 2018. Emerg Infect Dis 25:1228–1231. https://doi.org/10.3201/eid2506.181578

Ramakrishnan S, Kappala D (2019) Avian infectious bronchitis virus. In: Malik YS, Singh RK, Yadav MP (Hrsg) Recent advances in animal virology. 1st ed. Springer Singapore, 301–319. https://doi.org/10.1007/978-981-13-9073-9_16

Rautenschlein S, Philipp HC (2021) Infektiöse Bronchitis: 80 Jahre Bekämpfungsanstrengungen zur Kontrolle einer Coronavirus-Infektion beim Geflügel. Berl Munch Tierärztl Wochenschr 134, 1–8. https://www.vetline.de/infectious-bronchitis-80-years-of-control-efforts-to-combat-a-coronavirus-infection-in-poultry. Zugegriffen: 12. Dez 2022

Roeder P, Mariner J, Kock R (2013) Rinderpest: the veterinary perspective on eradication. Philos Trans R Soc Lond B Biol Sci 368:20120139. https://doi.org/10.1098/rstb.2012.0139

Rozo-Lopez P, Drolet BS, Londoño-Renteria B (2018) Vesicular stomatitis virus transmission: a comparison of incriminated vectors. Insects 9:190. https://doi.org/10.3390/insects9040190

Rozo-Lopez P, Pauszek SJ, Velazquez-Salinas L et al (2022) Comparison of endemic and epidemic vesicular stomatitis virus lineages in culicoides sonorensis midges. Viruses 14:1221. https://doi.org/10.3390/v14061221

Schaub GA, Vogel P, Balzcun C (2016) Parasite-vector interactions. In: Walochnik J, Duchêne M (Hrsg) Molecular parasitology – protozoan parasites and their molecules. Springer-Verlag, Heidelberg, S 431–489. https://doi.org/10.1007/978-3-7091-1416-2_14

Schirrmacher V, van Gool S, Stuecker W (2019) Breaking therapy resistance: an update on oncolytic newcastle disease Virus for improvements of cancer therapy. Biomedicines 7:66. https://doi.org/10.3390/biomedicines7030066

Schulz K, Conraths FJ, Blome S et al (2019) African swine fever: fast and furious or slow and steady? Viruses 11:866. https://doi.org/10.3390/v11090866

Sjaak de Wit JJ, Cook JK, van der Heijden HM (2011) Infectious bronchitis virus variants: a review of the history, current situation and control measures. Avian Pathol 40:223–35. https://doi.org/10.1080/03079457.2011.566260

Statistisches Bundesamt (2022) Globale Tierhaltung, Fleischproduktion und Fleischkonsum. https://www.destatis.de/DE/Themen/Laender-Regionen/Internationales/Thema/landwirtschaft-fischerei/tierhaltung-fleischkonsum/_inhalt.html#:~:text=Starke%20Ausweitung%20der%20Tierhaltung&text=So%20wuchs%20die%20Zahl%20der,waren%20ein%20Anstieg%20um%20130%20%25. Zugegriffen: 15. Dez 2022

Statista (2022) Geschätzte Zahl der weltweiten Todesopfer von Hungerkatastrophen im 20. Jahrhundert. https://de.statista.com/statistik/daten/studie/1198984/umfrage/zahl-der-todesopfer-von-hungerkatastrophen/. Zugegriffen: 18. Nov 2022

Swanson K, Wen X, Leser GP et al (2010) Structure of the newcastle disease virus F protein in the post-fusion conformation. Virology 402:372–9. https://doi.org/10.1016/j.virol.2010.03.050

Tan L, Yao J, Yang Y et al. (2021) Current status and challenge of pseudorabies virus infection in China Virol Sin 36:588–607. https://doi.org/10.1007/s12250-020-00340-0

Timoney PJ (2014) Infectious diseases and international movement of horses. Equine Infectious Diseases 2014:544–551.e1. https://doi.org/10.1016/B978-1-4557-0891-8.00063-4

Taubenberger JK, Kash JC (2010) Influenza virus evolution, host adaptation, and pandemic formation. Cell Host Microbe 7:440–51. https://doi.org/10.1016/j.chom.2010.05.009

Tounkara K, Nwankpa N (2017) Rinderpest experience. Rev Sci Tech 36:569–578. https://doi.org/10.20506/rst.36.2.2675

Tuppurainen E, Dietze K, Wolff J et al (2021) Review: vaccines and vaccination against lumpy skin disease. Vaccines (Basel). 9:1136. https://doi.org/10.3390/vaccines9101136

Tuppurainen ES, Pearson CR, Bachanek-Bankowska K et al (2014) Characterization of sheep pox virus vaccine for cattle against lumpy skin disease virus. Antiviral Res 109:1–6. https://doi.org/10.1016/j.antiviral.2014.06.009

Vallat F (2012) An outbreak in France in the XVIIIth century: rinderpest. C R Biol 335:343–9. https://doi.org/10.1016/j.crvi.2012.02.003

Verhagen JH, Fouchier RAM, Lewis N (2021) Highly pathogenic avian influenza viruses at the wild-domestic bird interface in Europe: future directions for research and surveillance. Viruses 13:212. https://doi.org/10.3390/v13020212

Verlini G (2011) Rinderpest no more. https://wwwiaea.org/newscenter/news/rinderpest-no-more. Zugegriffen: 11. März 2023

Vogel PUB (2020a) Qualitätskontrolle von Impfstoffen. Springer Spektrum, Wiesbaden. https://doi.org/10.1007/978-3-658-31865-9

Vogel PUB (2020b) COVID-19: Suche nach einem Impfstoff, 1. Aufl. Springer Spektrum, Wiesbaden. https://doi.org/10.1007/978-3-658-31340-1

Vogel PUB (2021) COVID-19: Suche nach einem Impfstoff. 2. Aufl. Springer Spektrum, Wiesbaden. https://doi.org/10.1007/978-3-658-31340-1

Vogel PUB, Schaub GA (2021a) Seuchen, alte und neue Gefahren – Von der Pest bis COVID-19. Springer Spektrum, Wiesbaden. https://doi.org/10.1007/978-3-658-32953-2

Vogel PUB, Schaub GA (2021b) Neue Infektionskrankheiten in Deutschland und Europa. Springer Spektrum, Wiesbaden. https://doi.org/10.1007/978-3-658-34148-0

Wang LF, Anderson DE (2019) Viruses in bats and potential spillover to animals and humans. Curr Opin Virol 34:79–89. https://doi.org/10.1016/j.coviro.2018.12.007

Wang Q, Vlasova AN, Kennedy SP et al. (2019) Emerging and re-emerging coronaviruses in pigs. Curr Opin Virol 34:39–49. https://doi.org/10.1016/j.coviro.2018.12.001

Wang Y, Yu W, Huo N et al (2017) Comprehensive analysis of amino acid sequence diversity at the F protein cleavage site of Newcastle disease virus in fusogenic activity. PLoS One 12:e0183923. https://doi.org/10.1371/journal.pone.0183923

Webster RG, Govorkova EA (2014) Continuing challenges in influenza. Ann N Y Acad Sci 1323:115–139. https://doi.org/10.1111/nyas.12462

Wolff J, King J, Moritz T, Pohlmann A et al (2020) Experimental infection and genetic characterization of two different capripox virus isolates in small ruminants. Viruses. 12:1098. https://doi.org/10.3390/v12101098

Wondimu A, Tassew H, Gelaye E et al (2021) Outbreak investigation and molecular detection of pox virus circulating in sheep and goats in selected districts of West Gojjam and Awi zones Northwest, Ethiopia. Vet Med (Auckl) 12:303–315. https://doi.org/10.2147/VMRR.S318549

Ye C, Guo JC, Gao JC et al (2016) Genomic analyses reveal that partial sequence of an earlier pseudorabies virus in China is originated from a Bartha-vaccine-like strain. Virology 491:56–63. https://doi.org/10.1016/j.virol.2016.01.016

Zacks MA, Paessler S (2010) Encephalitic alphaviruses. Vet Microbiol 140:281–6. https://doi.org/10.1016/j.vetmic.2009.08.023

Zewdie G, Derese G, Getachew B et al (2021) Review of sheep and goat pox disease: current updates on epidemiology, diagnosis, prevention and control measures in Ethiopia. Anim Dis 1:28. https://doi.org/10.1186/s44149-021-00028-2

Zhang Y, Nagalo BM (2022) Immunovirotherapy based on recombinant vesicular stomatitis virus: Where are we? Front Immunol 13:898631. https://doi.org/10.3389/fimmu.2022.898631

Zhao Y, Zhang H, Zhao J et al (2016) Evolution of infectious bronchitis virus in China over the past two decades. J Gen Virol 97:1566–1574. https://doi.org/10.1099/jgv.0.000464

Zientara S, Weyer CT, Lecollinet S (2015) African horse sickness. Rev Sci Tech 34:315–27. https://doi.org/10.20506/rst.34.2.2359

Printed in the United States
by Baker & Taylor Publisher Services